BEI GRIN MACHT SICH IHR WISSEN BEZAHLT

Bibliografische Information der Deutschen Nationalbibliothek:

Die Deutsche Bibliothek verzeichnet diese Publikation in der Deutschen National-
bibliografie; detaillierte bibliografische Daten sind im Internet über http://dnb.d-
nb.de/ abrufbar.

Impressum:

Copyright © 2012 GRIN Verlag
Druck und Bindung: Books on Demand GmbH, Norderstedt Germany
ISBN: 9783656376866

Dieses Buch bei GRIN:

https://www.grin.com/document/209208

Patrick Eichholz

Betriebliches Gesundheitsmanagement in KMU. Eine Analyse der Widerstände und Hemmnisse in der Umsetzung

GRIN Verlag

GRIN - Your knowledge has value

Der GRIN Verlag publiziert seit 1998 wissenschaftliche Arbeiten von Studenten, Hochschullehrern und anderen Akademikern als eBook und gedrucktes Buch. Die Verlagswebsite www.grin.com ist die ideale Plattform zur Veröffentlichung von Hausarbeiten, Abschlussarbeiten, wissenschaftlichen Aufsätzen, Dissertationen und Fachbüchern.

Besuchen Sie uns im Internet:

http://www.grin.com/

http://www.facebook.com/grincom

http://www.twitter.com/grin_com

Deutsche Hochschule für
Prävention und Gesundheitsmanagement
Hermann Neuberger Sportschule 3
66123 Saarbrücken

Bachelor -Thesis

zur Erlangung des Grades

Bachelor of Arts

Titel der Abschlussarbeit:

Analyse der Widerstände und Hemmnisse in kleinen und mittelständischen Unternehmen in Deutschland gegen die Umsetzung eines betrieblichen Gesundheitsmanagements

Studiengang: Gesundheitsmanagement

eingereicht von

Name, Vorname: Eichholz, Patrick

Tag der Einreichung: 30.08.2012

Inhaltsverzeichnis

Vorwort

Betriebliches Gesundheitsmanagement, oder kurz BGM, ist zurzeit „en vogue". In einem Zeitalter wachsender Belastungen und Anforderungen am Arbeitsplatz (Zok, 2010, S. 8f. und 45f.; Mahltig, 2008, S. 3) suchen einige Unternehmen nach Möglichkeiten die Beschäftigten gesund und motiviert zu erhalten (Menge, 2005). Dieser Trend soll weiter vorangetragen werden, da die meisten Menschen nach Beermann et al. einen Großteil ihrer Zeit auf der oder für die Arbeit verbringen und den Betrieben eine immer größere Rolle im Gesundheitssystem zukommt. Die Unternehmen könnten dadurch in Zukunft die Hauptakteure in der Gesundheitsvorsorge und –versorgung werden (Beermann, Henke, Brenscheidt, & Windel, 2010, S. 3). Deshalb ist es enorm wichtig, sich um die kleinen und mittleren Unternehmen zu kümmern. Dort werden die meisten Menschen sozialversicherungspflichtig beschäftigt und ausgebildet (Günterberg, 2012, S. 3f.), zumal in der deutschen Wirtschaft nur eine geringe Anzahl an Großunternehmen zu finden sind.

Dass ein BGM zusätzlich auch die wirtschaftliche Leistungsstärke der Unternehmen Deutschlands fördern kann, wird immer wieder belegt. So sind die Personalkosten, besonders die Kosten durch Fehlzeiten, Faktoren, die die Wirtschaftlichkeit von Unternehmen signifikant beeinflussen (Bamberg, Ducki, & Metz, 2011, S. 52f.). Eine Fehlzeitenreduktion verspricht daher enorme Einsparpotenziale im Unternehmen (Bonitz, Eberle, & Lück, 2007; Bödecker & Kreis, 2003; Kramer & Bödeker, 2008).

Aus diesem Grund wurde diese Arbeit zum Thema „Analyse der Widerstände und Hemmnisse in kleinen und mittelständischen Unternehmen in Deutschland gegen die Umsetzung eines betrieblichen Gesundheitsmanagements" konzipiert. Hier werden Hürden gegen eine Durchführung von BGM dargestellt und mögliche Hilfestellungen zur Überwindung gegeben.

An dieser Stelle möchte ich mich auch noch recht herzlich bei allen bedanken, die mir bei der Anfertigung der Bachelor-Thesis zur Seite standen. Ich danke hiermit Herrn Knuth Kröger von der DHfPG für seine gute Unterstützung als Tutor. Ebenso möchte ich meinen Kollegen und Vorgesetzten, danken, die mir in dieser Zeit so gut es ging den Rücken frei gehalten haben und mich immer unterstützten. Meine Dankbarkeit gilt auch meinen Studienkommilitonen. Die Unterstützung war in jeglicher Form, wie Empfehlungen von Internetseiten, Literaturtipps oder Korrekturlesungen, hilfreich. Meine Dankbarkeit gilt auch den befragten Unternehmern für die Teilnahme an meiner Studie und die hohe Kooperationsbereitschaft.

August 2012   Patrick Eichholz

1 Einleitung und Problemstellung

Das Durchschnittsalter der Bevölkerung der Bundesrepublik ist seit der Wiedervereinigung um 4,1 Jahre auf 43,6 Jahre angestiegen. Gegenwärtig ist ein Fünftel der Bevölkerung 65 Jahre alt oder älter, während es 1991 noch knapp ein Sechstel (15%) war (Nowossadeck, 2012). Der Eintritt der „Babyboomer" mit Geburtsjahrgang 1959 bis 1968 ins Rentenalter steht uns jedoch noch bevor. Ab 2025 wird diese Generation in diesen Lebensabschnitt gelangen und somit ein Alter erreichen, in welchem das Risiko einer chronischen Erkrankung deutlich zu steigen beginnt (Nowossadeck, 2012, S. 3).

Doch statt einer Anpassung des Arbeitsverhaltens und der –verhältnisse an die demografische Entwicklung wachsen die Anforderungen sowohl körperlich als auch psychisch im Berufsalltag gerade der kleineren Unternehmen weiter an (Meggeneder, Pelster, & Sochert, 2005, S. 12f). Jede Art von daraus resultierender Arbeitsunfähigkeit bzw. Fehlzeit ist ein hoher Kosten- und Störfaktor (siehe Abb. 1). Das kann gerade die kleinen Unternehmen belasten, die geringere finanzielle Ressourcen haben und für Störungen anfälliger sind.

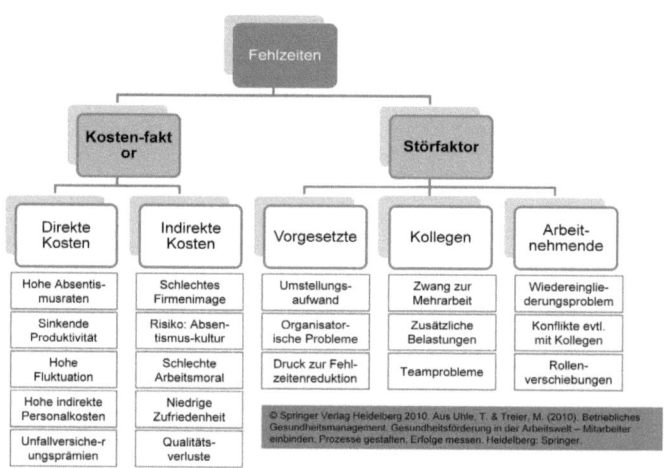

Abbildung 1 Fehlzeiten als Kosten- und Störfaktoren im Betrieb (Uhle & Treier, 2011, S. 200)

Zwar zeigt der aktuelle Fehlzeitenreport 2011, dass in kleineren Unternehmen nicht zwangsläufig mehr Krankheitstage zu verzeichnen sind (Badura, Ducki, Klose, Schröder, & Macco, 2011, S. 239f.), jedoch ist gerade in diesem „Setting" eine hohe Belastung im Arbeitsalltag zu erkennen. Denn betrachtet man die Werte der Arbeitsunfähigkeitstage (AU-Tage) aufgrund von Arbeitsunfällen, fällt auf, dass mit abnehmender Unternehmensgröße die Zahl der AU-Fälle steigt (Badura, Ducki, Klose, Schröder, & Macco, 2011, S. 244; Beck, 2011, S. 143f.). Betrachtet man die Arbeitsausfälle, so geschehen sie meist aufgrund von Muskel- und Skeletterkrankungen (24,2%), aber auch Erkrankungen der Psyche nehmen weiter zu auf aktuell 9,3% (Badura, Ducki, Klose, Schröder, & Macco, 2011, S. 246f.). Der Grund sind u.a. neue Technologien, besonders das Handy und das Internet: Jetzt ist jeder immer und überall zu erreichen. Dadurch vermischen sich das Privat- und das Berufsleben zusehends, sodass die Belastungen auf die Psyche der Arbeitnehmer immer höher werden (Mahltig, 2008, S. 3). Der Körper wird aber auch in vielen Berufen - besonders in KMU - stark durch zu einseitige Arbeitsweisen beansprucht (Zok, 2010, S. 8f. und 45f.). Es mangelt oft auch am richtigen Equipment oder Abwechslung in der Arbeitsweise, sodass die Arbeitnehmer noch stärker als nötig belastet werden. Den Betrieben kommt daher eine immer größere Rolle in der Gesundheitsvorsorge und –versorgung zu, weil ein Großteil der Bevölkerung auf dem Arbeitsplatz die meiste Zeit verbringt (Beermann, Henke, Brenscheidt, & Windel, 2010, S. 3). Sowohl Beermann et al. als auch Uhle und Treier sprechen beispielsweise von der Möglichkeit gesundheitsförderlichem Arbeiten oder einer „Selbstheilungskraft der Arbeit" (Uhle & Treier, 2011, S. 9 und 68; Beermann, Henke, Brenscheidt, & Windel, 2010, S. 3). Die Schlagwörter in diesem Zusammenhang lauten „Betriebliches Gesundheitsmanagement" (BGM) oder auch „Betriebliche Gesundheitsförderung".(BGF) Letzteres wird in Unternehmen eher durchgeführt als ein BGM, wahrscheinlich, weil der Aufwand oftmals geringer und gesetzlich vorgeschrieben ist (Mahltig, 2008, S. 6). Das BGM kann daneben die Effektivität von betrieblicher Gesundheitsförderung fördern, aber es ist auch ein noch komplexerer, ganzheitlicher Ansatz (Bittner, 2009, S. 1f.). Diese Tatsache wird darin deutlich, dass ein BGM ebenfalls eine besondere Notwendigkeit von Arbeitssicherheit- und Arbeitsschutzstrukturen in den klein- und mittelständischen Unternehmen (KMU) besitzt. Das bedeutet, dass einhergehend mit einem BGM auch die Sicherheit und Gesundheit am Arbeitsplatz in vielerlei Hinsicht unterstützt und gesteigert werden kann (Beck, 2011, S.

74ff.). Damit wird das BGM zu einem aktuellen Thema für die Betriebe (Stumpf, 2012, S. 7) und so auch für die Anbieter von dementsprechenden Maßnahmen. Zunehmend werden daher Konzepte für gesundheitsfördernde Maßnahmen im Sinne eines BGM entworfen. Einige größere Unternehmen haben teilweise den Handlungsbedarf schon erkannt (Meyer, 2008, S. 4) und diese Konzepte zumindest in Ansätzen schon umgesetzt. Ein Beispiel dafür ist die Firma REWE, die nicht nur auf die Sicherheit der Arbeitsverhältnisse bedacht ist, sondern auch auf die Bedeutung der Führungskräfte für das BGM. Die richtigen Verhaltensweisen im Arbeitsalltag wie Heben und Tragen werden hier auch geschult. Diese Maßnahmen führt das Unternehmen Rewe regelmäßig und systematisch geplant durch und meldet erste Erfolge, sodass andere Unternehmen nachdenken dieses Konzept zu adaptieren (Menge, 2005, S. 42f.; Badura, Ducki, Klose, Schröder, & Macco, 2011, S. 169ff.).

Kleinere Unternehmen hingegen tun sich noch schwer mit der Einführung von Aktionen auf der Ebene der BGM (Stumpf, 2012, S. 1). Jedoch haben im Jahr 2010 insgesamt schon 82% (Schempp, Zelen, & Strippel, 2012, S. 72) der kleinen und mittelständischen Unternehmen eine BGF durchgeführt und dieser Trend scheint zu steigen, da es 2002 erst ca. 78% waren (Hutzler & Handschuch, 2004, S. 63). Mahltig stellt aber fest, dass eher die kostengünstigen, kaum zeitintensiven und arbeitsergonomischen Maßnahmen favorisiert werden, da der Arbeitgeber dazu gesetzlich verpflichtet ist. Das BGM, das heißt „Maßnahmen, die darauf abzielen, das gesundheitsbewußte Verhalten der Mitarbeiter zu fördern, werden vernachlässigt" (Mahltig, 2008, S. 6).

In dem Kontext, dass die Bevölkerung immer älter wird, die Belastungen am Arbeitsplatz steigen und eine mögliche Lösung mit dem BGM für die Probleme vorliegt, steigt die Bedeutung des Settings der KMU für die Gesundheit der arbeitenden Bevölkerung. Denn 99,7% der Unternehmen in Deutschland sind KMU, die 60,8% der gesamten sozialversicherungspflichtigen Arbeitnehmer in Deutschland beschäftigen (Günterberg, 2012, S. 3f.). Die KMU haben folglich einen enorm hohen Stellenwert für die Gesellschaft, Gesundheit und besonders auch für die Wirtschaft Deutschlands und gelten deswegen als „Jobmotor" (May-Schmidt, 2011, S. 7). Eben genau dort, wo derart viele Menschen unter großem Druck physischer und psychischer Art arbeiten, wird nur selten ein funktionierendes BGM eingeführt oder umgesetzt. Dabei muss festgehalten werden, dass es interessanterweise hier nicht zwangsläufig viel höhere Fehlzeiten aufgrund von Krankheiten als in großen Unternehmen gibt, was nicht heißt, dass die Arbeiter in KMU „gesünder" sind (Beck, 2011, S. 149f.; Badura, Ducki, Klose, Schröder, & Macco, 2011, S. 244f.).

Das Problem wird folglich darin gesehen, warum die KMU nicht mehr in ein BGM investieren, wenngleich die Vorteile einer solchen Maßnahme schon teilweise bewiesen sind. Es gilt daher, die Widerstände und Hindernisse gegen ein BGM zu ermitteln. Ideen für Konzepte sind durchaus vorhanden, doch gibt es aktuell noch zu viele Probleme und Widerstände in der Umsetzung dieser Konzepte. Die Gründe hierfür sind durchaus vielfältig und sollen in der vorliegenden Bachelor-Thesis anhand einer Befragung von KMU genauer analysiert bzw. dargestellt werden.

2 Zielsetzung

Das Ziel der Bachelorarbeit ist, in Bezug auf die Situation des Ausbildungsbetriebs, die Widerstände und Probleme der KMU in der Umsetzung gesundheitsfördernder Interventionen zu identifizieren. In der Region um den Ausbildungsbetrieb gibt es hauptsächlich KMU. In der Vergangenheit scheiterten Angebote zur Gesundheitsförderung an diese Betriebe. Diese Arbeit soll zeigen, warum die Programme scheiterten und was bei zukünftigen Projekte in den Betrieben beachtet werden muss, um diese Programme wirkungsvoller umsetzen zu können.

Ein weiteres Ziel ist es, zu untersuchen, wo generell ein BGM in KMU ansetzen sollte. Es ist die Absicht Wege aufzuzeigen, wie die KMU für das Thema sensibilisiert werden können und Gesundheitsanbietern helfen, die Betriebe für ihre Ideen zu gewinnen und ihnen so zu helfen ein BGM einzurichten. Durch eine Befragung der Entscheidungsträger in KMU sollen hierfür Empfehlungen ausgesprochen werden können.

Mithilfe einer Befragung von zufällig ausgewählten KMU ist das übergeordnete Ziel der Bachelor-Thesis, Daten über die Widerstände gegen ein BGM zu erhe-

ben. Dabei sind ebenfalls bestehende oder geplante Maßnahmen im BGM relevant, um aus der Erfahrung der Interviewpartner Hürden oder Hilfen bei der Umsetzung von Maßnahmen zu erkennen. Diese werden mittels einer deskriptiven
Statistik dargestellt.

3 Gegenwärtiger Kenntnisstand

Das betriebliche Gesundheitsmanagement ist aktuell ein Bereich, zu dem immer
mehr Studien und Konzepte veröffentlicht werden. Einige Forschungsbereiche
besitzen noch erhebliche Schwächen, aber grundlegende Erkenntnisse des BGM
in KMU sind bekannt. Einige für das betriebliche Gesundheitsmanagement
grundsätzliche Strukturen, Leitlinien und Gesetze werden im folgenden Kapitel
dargestellt. Außerdem wird nicht nur auf aktuelle Kenntnisse eingegangen, sondern auch auf die Wurzeln des BGM.

3.1 Grundlagen des BGM und BGF

3.1.1 Definition von BGM und BGF

Das BGM, ist nach Mahltig wie folgt definiert: Betriebliches Gesundheitsmanagement verfolgt einen systematischen ganzheitlichen Ansatz für den Betrieb im
Gesundheitsförderungsprozess und zielt nicht nur auf die einzelne Person ab. Es
geht dabei um gesundheitsgerechte Verhaltens- und Verhältnismaßnahmen, die
nach voriger Analyse der Ausgangssituation geplant, durchgeführt und evaluiert
werden (vgl. Mahltig, 2008, S. 5). BGM ist also „die Entwicklung integrierter
betrieblicher Strukturen und Prozesse, die die gesundheitsförderliche Gestaltung
von Arbeit, Organisation und dem Verhalten am Arbeitsplatz zum Ziel haben und
den Beschäftigten wie dem Unternehmen gleichermaßen zugutekommen"
(Badura, Ritter, & Scherf, 1999, S. 17). Aus dieser Definition folgt, dass unter
einem BGM als Ganzes die Teile BGF, BEM (Betriebliches Eingliederungsmanagement) und AGS (Arbeits- und Gesundheitsschutz) vereint werden. Verdeutlicht wird diese Konstellation in der Darstellung von Bittner (s. Abbildung 2):

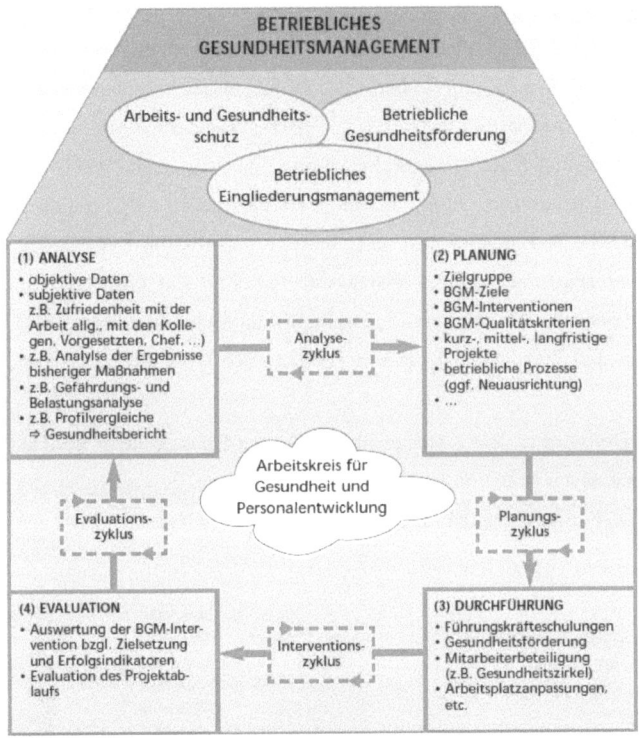

Abbildung 2 BGM mit seinen Bestandteilen (Bittner, 2009, S. 661)

Aus der Abbildung 2 wird ersichtlich, was BGM umfasst und wie die systematische Prozesstrukturen von Analyse, Planung, Durchführung und Evaluation aufeinander aufbauen. Ein BGM ist damit ein nicht endender Prozess und keine singuläre Maßnahme.

Die BGF hingegen „umfasst alle gemeinsamen Maßnahmen von Arbeitgebern, Arbeitnehmern und Gesellschaft zur Verbesserung von Gesundheit und Wohlbefinden am Arbeitsplatz" (Europäisches-Netzwerk-für-betriebliche-Gesundheitsförderung, 2007, S. 2). Diese Maßnahmen umfassen die Verhaltens- und Verhältnisprävention sowie die System- bzw. Organisationsprävention (Stumpf, 2012, S. 9). Die BGF agiert weniger integrativ und setzt auf singuläre Maßnahmen, die individuell vom Unternehmen geplant und umgesetzt werden (Meyer & Tipitz, 2008, S. 2).

3.1.2 Nachgewiesene Effekte von BGM und BGF

Die Wirksamkeit von BGM/ BGF-Maßnahmen ist mittlerweile ausreichend belegt (Stumpf, 2012, S. 10). Bonitz, Eberle und Lück (2007) haben in einer Managementbefragung zum wirtschaftlichen Nutzen von BGF aus Unternehmenssicht für den AOK-Bundesverband einen wesentlichen Beitrag dazu geleistet. Das Ergebnis dieser Arbeit ist zusammengefasst, dass die Unternehmen eine BGF durchaus positiv bewerten. Die Verantwortlichen der Betriebe gaben dafür verschiedene Gründe an: Optimierter Arbeitsschutz, Kostensenkung bei der Entgeltfortzahlung, mehr Kundenzufriedenheit, Fehlerquote gesenkt, Produktivitätssteigerung, Produktverbesserung und Personalverfügbarkeit (Bonitz, Eberle, & Lück, 2007, S. 25ff.).

Bei Uhle und Treier wird in dem Zusammenhang mit den Effekten einer BGF auf die Fehlzeiten die Metaevaluation von Chapman (siehe Abb. 2) verwiesen. Danach kann eine BGF die Fehlzeiten im Durchschnitt aller Studien um 27,6% senken.

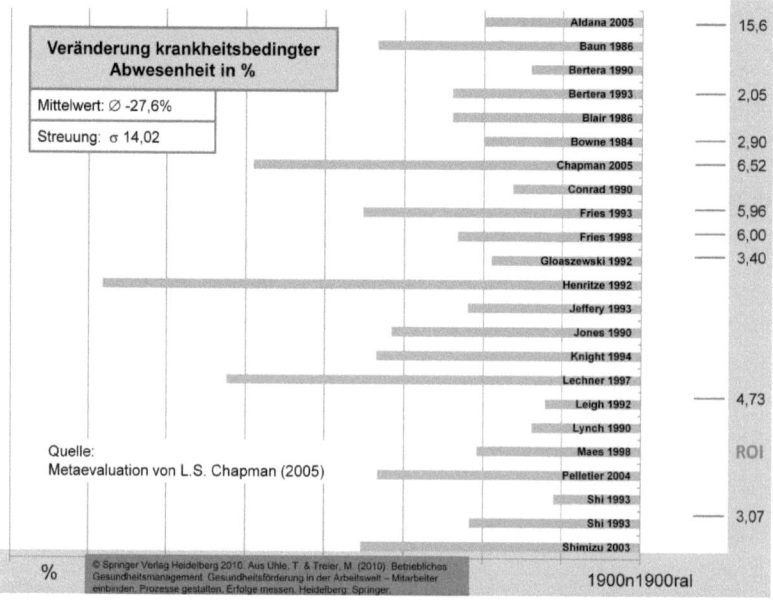

Abbildung 3 Metaevaluation - Veränderung krankheitsbedingter Abwesenheit (Uhle & Treier, 2011, S. 213)

Zu ähnlichen Ergebnissen kommen Bödecker und Kreis im IGA-Report 3 des Instituts für Arbeit und Gesundheit (IGA), worin sie feststellen, dass die BGF Gesundheitsrisiken und Absentismus verringern sowie Krankheitskosten reduzieren kann (Bödecker & Kreis, 2003, S. 34f.).

Im IGA-Report 13 erfolgt eine Zusammenstellung der wissenschaftlichen Evidenz von den Jahren 2000 bis 2006 (Sockoll, Kramer, & Bödeker, 2008). In der Metaanalyse wurden im Konsens zu vorigen Studien wieder die positiven Nutzen einer BGF bestätigt, wobei hier auch ausdrücklich darauf hingewiesen wird, dass einige Studien methodische Schwächen besaßen und die Auswirkungen einer Verhaltensprävention zu wenig berücksichtigt worden sind (Sockoll, Kramer, & Bödeker, 2008, S. 63ff.).

Weitere Analysen kommen auf ähnliche Ergebnisse, wie z. B. Meggeneder, Pelster und Sochert (Meggeneder, Pelster, & Sochert, 2005). Sie sehen aber auch einen Handlungsbedarf in der Implementierung von Evaluationsroutinen, welche in Zukunft noch bessere, eindeutigere Aussagen über die Wirksamkeit von BGF-Maßnahmen zulassen (Meggeneder, Pelster, & Sochert, 2005, S. 220f.).

Auch wenn es viele Belege für den positiven Einfluss dieser Maßnahmen gibt, beschäftigten sich alle genannten Untersuchungen mit der BGF. Die Studienlage zur Wirksamkeit eines BGM ist noch unzureichend. Da die BGF ein Bestandteil des BGM ist, kann die Wirksamkeit der Effekte von BGF-Maßnahmen zumindest teilweise auf ein BGM übertragen werden.

3.2 Beschreibung des Settings Kleine- und mittelständische Unternehmen

3.2.1 Definition von KMU

Die Definition soll zuerst klären, welche Unternehmen genau zu den KMU zählen. Doch gibt es verschiedene Definitionen von KMU. Die zwei gebräuchlichsten sind die des Instituts für Mittelstandforschung (IfM) Bonn und der Europäischen Union (EU) (siehe Tab. 1).

Tabelle 1: Definitionen von KMU (Günterberg, 2012, S. 5)

	EU	IfM Bonn
Beschäftigte	Bis 249 Beschäftigte	Bis 499 Beschäftigte
Umsatz	Bis 50 Mio. €	Bis 50 Mio. €

Wegen dieses Umstands gibt es Probleme, da die existierenden Studien zum BGM/ BGF in KMU nicht immer vergleichbar sind. Je nachdem welche Definition die Verantwortlichen der Studien wählten, kann sich das Outcome-Ergebnis erheblich unterscheiden.

Eine Vereinheitlichung der Definition für KMU könnte der aktuellen Studienlage durchaus behilflich sein.

3.2.2 Zahlen und Fakten von KMU in Deutschland

Dadurch, dass es unterschiedliche Abgrenzungen gibt, variieren die Anteile der KMU an den gesamten Unternehmen, ihr Umsatz und auch die Zahlen der dort sozialversicherungspflichtigen Beschäftigten (siehe Abb. 3).

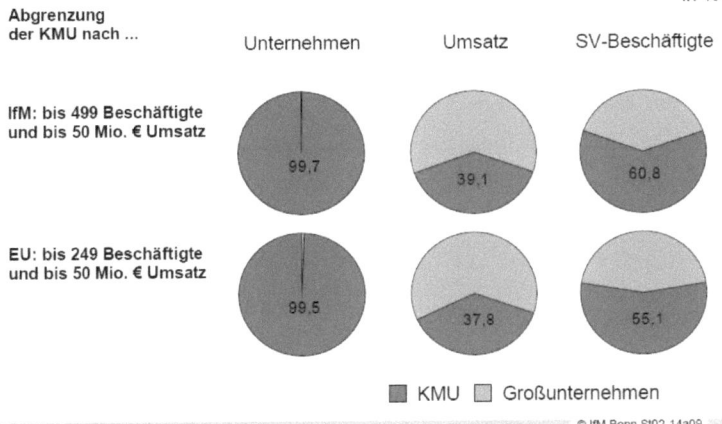

Quelle: Statistisches Bundesamt: Sonderauswertung des Unternehmensregister-Systems 95 mit Auswertungsstichtag 30.04.2011 im Auftrag des IfM Bonn, Wiesbaden 2011;

Abbildung 4: Anteil der KMU, des Umsatzes und der Sozialversicherungsbeschäftigten in Deutschland nach EU- und IfM- Definition (Günterberg, 2012, S. 5)

Im Jahr 2009 gab es nach IfM Definition 3,585 Millionen KMU, die einen Umsatz von 1,95 Billionen € erwirtschafteten und 15,29 Mio. Sozialversicherungspflichtige beschäftigten (Günterberg, 2012, S. 5ff.). Ein weiterer wichtiger Fakt ist, dass sich in KMU die meisten Auszubildenden, genauer 83,2% nach IfM Definition und 72,6% nach dem Standard der EU, befinden (IfM-Bonn, 2011).

Diese Zahlen und Fakten zeigen die hohe wirtschaftliche Bedeutung von KMU in Deutschland. Sie liefern einen Großteil des Gesamtumsatzes und dienen vielen Menschen als Arbeitsplatz (Uhle & Treier, 2011, S. 30). Als größter Arbeitgeber besitzen KMU ebenso eine Bedeutsamkeit für die gesundheitliche Situation der dort Beschäftigten. Bei der Ausgangssituation muss zusätzlich erwähnt werden, dass „der Trend zu kleineren Unternehmensgrößen weiter anhält" (Bamberg, Ducki, & Metz, 2011, S. 653).

3.3 Gesetzliche Grundlagen und Richtlinien

Die gesundheitsfördernden Maßnahmen im Setting „Betrieb" haben ihre Rechtfertigung ausgehend von einigen Gesetzestexten und anderen formulierten Richtlinien, die unter diesem Punkt vorgestellt und erläutert werden.

3.3.1 Ottawa Charta der WHO

Ein wichtiger Ausgangspunkt des betrieblichen Gesundheitsmanagements bildet die Ottawa-Charta der WHO (World Health Organisation) von 1986 (Meggeneder, Pelster, & Sochert, 2005, S. 18f.). Auf der ersten internationalen Konferenz zur Gesundheitsförderung wurde in Ottawa die erwähnte Charta verabschiedet. Dabei war einer der Leitgedanken gesundheitsförderliche Lebenswelten und Gesundheitsdienste zu schaffen (WHO, 1986). Im Zuge der Umsetzung sollten noch weitere Vorgaben beachtet werden (WHO, 1986):

Tabelle 2 Leitgedanken der Ottawa-Charta der WHO

Interessen vertreten	Da mehrere Faktoren eine Influenz auf die Gesundheit ausüben können, müssen u.a. „politische, ökonomische, soziale, kulturelle, biologische sowie Umwelt und Verhaltensfaktoren„ (WHO, 1986) beachtet werden. Um eine positive Beeinflussung zu erreichen sollen daher die Interessen der Betroffenden auch vertreten werden.
Befähigen und ermöglichen	Die Gesundheitsförderung soll versuchen allen Menschen die gleichen Möglichkeiten und Voraussetzungen zu bieten, um Einfluss auf die betreffenden Umweltfaktoren nehmen zu können. Dabei soll gerade den sozialbenachteiligten Menschen eine Chancengleichheit ermöglicht werden.
Vermitteln und vernetzen	Eine Gesundheitsförderung basiert darauf, dass alle daran beteiligten Personen, Regierungen und Organisationen untereinander kommunizieren und zusammenarbeiten. Dabei sollen kulturelle, regionale oder nationale Besonderheiten berücksichtigt werden.

Die betriebliche Gesundheitsförderung wurde schon hier als ein Ziel formuliert. Deshalb sind die Wurzeln des BGM in der Ottawa-Charta von 1986 zu sehen (Badura, Ritter, & Scherf, 1999, S. 15).

3.3.2 Luxemburger Deklaration

Auf europäischer Ebene wurde von den Mitgliedern des Europäischen Netzwerkes für betriebliche Gesundheitsförderung vom 27. bis 28. November 1997 in Luxemburg die sogenannte „Luxemburger Deklaration zur betrieblichen Gesundheitsförderung" verabschiedet. Diese wurde im Juni 2005 sowie im Januar 2007 nochmals überarbeitet (Europäisches-Netzwerk-für-betriebliche-Gesundheitsförderung, 2007). Dabei wurden gemeinsam Prioritäten für die betriebliche Gesundheitsförderung festgelegt:

1. Das BGF unter den Betrieben bekannter machen und somit deren Verantwortliche dazu bewegen die Gesundheit der Mitarbeiter zu fördern
2. „Best practice"-Modelle ermitteln und verbreiten
3. Leitlinien in der BGF zu finden
4. Die Mitgliedsstaaten dazu bewegen auch in ihrer Politik die BGF zu forcieren
5. Nationale Netzwerke aufbauen, um den Einstieg und den Informationsaustausch im Rahmen des BGF zu erleichtern
6. Die Anforderungen von KMU mit ihrem speziellen Voraussetzungen beachten

Diese Deklaration dient als Leitfaden der Gesetzlichen Krankenkassen in der Umsetzung von Maßnahmen nach §20 Absatz 1 und 2 des SGB V (Meyer & Tipitz, 2008, S. 11).

3.3.3 Sozialgesetzbuch (SGB)

Das Sozialgesetzbuch gliedert sich in 12 Teile, wobei die Bücher V (Gesetzliche Krankenversicherung), VII (Gesetzliche Unfallversicherung) und IX (Rehabilitation und Teilhabe behinderter Menschen) im Kontext des Arbeitsgesundheitsschutzes von besonderer Relevanz sind. Das SGB ist mit dem Arbeitsschutzgesetz die wichtigste rechtliche Grundlage für Maßnahmen der BGF und im BGM

(Uhle & Treier, 2011, S. 64). Im Zusammenhang mit der BGF liegt das Augenmerk ins Besondere in der Zusammenarbeit zwischen Krankenkassen und Berufsgenossenschaften (BG).

Das SGB V ist dabei der wohl bedeutsamste Teil. Der dort formulierte §20a, b nimmt im Zuge der Prävention und Gesundheitsförderung eine zentrale Rolle ein. Der Paragraf bildet eine Grundlage zur Finanzierung von BGF-Maßnahmen (juris-GmbH, 2012). Seit dem 1. April 2007 ist durch den §20a die BGF eine Pflichtleistung der gesetzlichen Krankenversicherungen geworden (Bonitz, Eberle, & Lück, 2007, S. 7).

Aber auch das SGB VII ist in Hinblick auf Arbeitssicherheit und –schutz ein nicht zu vernachlässigender Faktor. Die Aufgabe der Unfallversicherung ist demnach „mit allen geeigneten Mitteln Arbeitsunfälle und Berufskrankheiten sowie arbeitsbedingte Gesundheitsgefahren zu verhüten (§1 Nr.1)" (Meyer & Tipitz, 2008, S. 5). Außerdem wird eine Kooperation in der Umsetzung dieser Maßnahmen und Aufgaben von Unfallversicherungsträgern und Krankenkassen eingefordert.

3.3.4 Arbeitsschutzgesetz (ArbSchG)

Das Arbeitsschutzgesetz ist nach Badura et al. (Badura, Ritter, & Scherf, 1999, S. 15) neben der Ottawa-Charta die zweite Wurzel des BGM. Es legt fest, dass der Arbeitgeber dafür verantwortlich ist, gesundheitliche Risiken am Arbeitsplatz zu ermitteln und abzubauen. Aber weiter legt das ArbSchG auch die Rechte und Pflichten der Arbeitnehmer fest (Meyer & Tipitz, 2008, S. 6). Dadurch ist es auf nationaler Ebene das wohl wichtigste Gesetz für das BGM. Das ArbSchG von 1996 zielt auf alle Gefährdungen der Gesundheit der Personen am Arbeitsplatz ab und wird unter anderem durch das Arbeitssicherheitsgesetz, welches im nächsten Punkt noch weiter ausgeführt wird, komplimentiert. Die wichtigsten Paragrafen sind nach Uhle und Treier (2011, S. 62):

- § 3 Grundpflichten des Arbeitgebers
- § 5 Beurteilung der Arbeitsbedingungen
- § 6 Dokumentation

3.3.5 Arbeitssicherheitsgesetz (ASiG)

Das Arbeitssicherheitsgesetz ist zusammen mit dem ArbSchG äußerst wichtig für das BGM. Es existiert schon seit 1973 und wurde mit der Einführung des ArbSchG verändert. In diesem Gesetz sind die „Strukturen der Organisation eines wirksamen betrieblichen Arbeitsgesundheitsschutzes" (Uhle & Treier, 2011, S. 62) verankert, die bspw. vorgeben ein Koordinationsgremium zum betrieblichen Gesundheitsschutzes zu installieren und auch die Bereitstellung von Betriebsärzten, Sicherheitsingenieuren und anderen Fachkräften zur Wahrung der Arbeitsschutz und Arbeitssicherheit zu gewährleisten (Meyer & Tipitz, 2008, S. 7; Uhle & Treier, 2011, S. 62). So sollen mögliche Unfallrisiken weitgehend reduziert werden. Uhle und Treier (2011, S. 62) sehen in den „§ 2,3 Bestellung Betriebsarzt und Aufgaben" und „§ 8 Zusammenarbeit mit dem Betriebsrat" die bedeutendsten Punkte des Gesetzes.

3.4 Wirtschaftliche Betrachtung des BGM

Die wirtschaftliche Betrachtungsweise ist gerade aus Unternehmenssicht die wohl Wichtigste. Denn gerade in KMU gibt es meistens nicht derart hohe finanzielle Ressourcen wie in großen Unternehmen. Infolgedessen sollte jede Investition in das Unternehmen einen rentablen Output vorweisen. Daher gibt es auch einige Untersuchungen, die gerade das Kosten-Nutzen-Verhältnis von BGF- und BGM–Maßnahmen zu ermitteln versuchen. Zwei Exempel dafür sind zum einen der IGA-Report 3 von Bödecker und Kreis, zum anderen eine Management-Befragung von Bonitz, Eberle und Lück für den AOK-Bundesverband (Bonitz, Eberle, & Lück, 2007; Bödecker & Kreis, 2003).

3.4.1 Kosten-Nutzen-Verhältnis/ Return of Investment (ROI) des BGM

In einer Metaanalyse der amerikanischen Stanford Universität konnte nachgewiesen werden, dass in 90% aller Forschungsarbeiten eine positive Kosten-Nutzen-Bilanz bei einem BGM vorherrscht (Stumpf, 2012, S. 10). Jedoch dürfen die Ergebnisse nicht einfach auf Deutschland übertragen werden, auch wenn Experten von einem positiven Nutzen ausgehen (Walle, 2012, S. 72).

In dem eingangs erwähnten IGA-Report 3 schätzen die Studien den ROI der anfallenden Krankheitskosten für die Mitarbeiter auf 1:2,3 bis 1:5,9. In Hinblick auf die Kosten durch Fehlzeiten werden Verhältnisse von 1:2,5 bzw. 1:4,85 bis

1:10,1 angegeben (Bödecker & Kreis, 2003, S. 32). „Der ROI ist eine Kennzahl aus der Finanzwelt, die im Deutschen mit dem Begriff Rendite bzw. Kapitalrendite gleichgestellt wird. (...). Der ROI setzt den Nutzen bzw. Gewinn in Beziehung zum investierten Kapital und stellt dies in Form eines Verhältnisses dar (z.B. 1:3)" (Kramer & Bödeker, 2008, S. 5). In der Veröffentlichung des IGA geht es wie der Titel schon andeutet um: „Gesundheitlicher und ökonomischer Nutzen betrieblicher Gesundheitsförderung und Prävention" (Bödecker & Kreis, 2003). Dabei wurden unterschiedliche, gesundheitsförderliche Programme und Konzepte auf ihren ROI untersucht. Aus ökonomischer Sicht kamen Bödecker und Kreis (2003, S. 35) schon damals zu dem Schluss: „Insgesamt deuten die Befunde darauf hin, dass sich betriebliche Gesundheitsförderung insbesondere durch die Reduktion von Krankheitskosten und durch verringerten Absentismus bezahlt macht."

Im IGA-Report 13 wird nochmals Bezug genommen zu dem Thema des IGA-Reports 3 und die zitierte Aussage von Bödecker und Kreis weiter gestützt. Doch andererseits wird dort gesagt, dass die Erhebungsmethoden zu dem Kosten-Nutzen-Verhältnis noch nicht ausgereift sind. Damit ist die aktuelle Evidenzbasis noch erheblich begrenzt (Sockoll, Kramer, & Bödeker, 2008, S. 58; 65).

Bei einer Management-Befragung zum wirtschaftlichen Nutzen von BGF aus der Unternehmenssicht kam heraus, dass die BGF in dieser Hinsicht einen positiven Stellenwert bei den Unternehmen einnimmt (Bonitz, Eberle, & Lück, 2007, S. 50). So schätzten die Unternehmen den ROI von Maßnahmen der BGF auf 1:3 bis 1:4, aber konnten auch nur wenige Unternehmen überhaupt eine Aussage zu dem ROI treffen (Bonitz, Eberle, & Lück, 2007, S. 49).

Insgesamt bleibt der ROI von BGM Maßnahmen ein interessanter Punkt in der Gesundheitsforschung. Da dieser Wert, als „harte" Kennzahl in der Argumentation pro BGM in den Unternehmen, von den Betriebsleitern leichter nachzuvollziehen ist. Weiter ist besonders bei den hier dargestellten Studien darauf zu achten, dass die meisten Studien bisher nur die BGF, nicht ein BGM untersucht haben. Doch zeichnen die Studien allgemein einen positiven Trend der gesundheitsförderlichen Maßnahmen.

3.5 Nachgewiesene Widerstände gegen ein BGM in KMU

Aufgrund der hohen Anzahl an KMU in Deutschland und der in Relation dazu geringen Umsetzung von einem BGM sind die Widerstände gegen ein BGM untersucht worden. Der aktuelle Kenntnisstand der Studien ist durchaus einheitlich.

Tabelle 3: Studienlage zu Widerständen gegen BGF/ BGM

Studie	Zeit	Motivation/ Bewusstsein	Ressourcen	Wissen über BGM
IGA-Report 20 (Bechmann, Lück, Jäckle, & Herdegen, 2011)	Vorrang des Tagesgeschäfts	Motivation und Engagement fehlt; Keine Unterstützung im Betriebsrat	Fehlende Ressourcen für BGM	Fehlendes Wissen über BGM; Fehlendes Wissen über Anbieter; Zweifel am Nutzen
Betriebliche Gesundheitsförderung in KMU (Hirtenlehner & Sebinger, 2004)	Vorrang des Tagesgeschäfts; Andere Prioritäten	Mitarbeiter wollen nicht;	Fehlende finanzielle Mittel; Unbekanntes Kosten-Nutzen-Verhältnis	Keine Anlaufstellen bekannt; Keine passenden Angebote bekannt
Betriebliches Gesundheitsmanagement in KMU (Meyer & Tipitz, 2008)	Keine Zeit; Vorrang des Tagesgeschäfts; Andere Prioritäten	Mangelndes Interesse/ Motivation; Abhängig von Lebensweise der Inhaber bzw. Führungskräfte	Angst vor hohen Kosten; Unbekanntes Kosten-Nutzen-Verhältnis	Keine Gesundheitsprobleme; Fehlendes Wissen über BGM; Fehlendes Wissen über Anbieter

Studie	Zeit	Motivation/ Bewusstsein	Ressourcen	Wissen über BGM
Betriebliche Gesundheits- förderung in kleinen und mittleren Un- ternehmen (Meggeneder, Pelster, & Sochert, 2005, S. 181ff.)	Mangelnde zeit- liche Ressour- cen;	Mangelnde überbetriebli- che Unterstüt- zung; Kaum eine Ver- tretung der Be- schäftigteninte- ressen	Begrenzte fi- nanzielle und personelle, Ressourcen;	Geringer Be- kanntheitsgrad der BGF; Wenig Wissen über BGF

Die Ergebnisse der Studien lauten demzufolge, dass KMU …

- … keine Zeit haben für BGM oder BGF, da das Tagesgeschäft Vorrang hat.
- … eine mangelnde Motivation bzw. ein mangelndes Bewusstsein für BGM haben.
- … nicht ausreichende finanzielle Ressourcen aufweisen.
- … über BGM zu wenig wissen.

Diese aufgezählten Widerstände gilt es also zu beachten, wenn ein BGM-Konzept in KMU erfolgreich sein soll. Besonders die mangelnde Kenntnis über die Abläu- fe eines BGM ist ein oft erwähntes Hindernis, um ein solches zu planen oder zu intensivieren. Ebenso häufig treten die Hinderungsgründe „Vorrang des Tagesge- schäfts" und die „Kosten" in der Übersicht der Untersuchungen auf.

4 Methodik

Basierend auf dem gegenwärtigen Kenntnisstand, der hier schon dargestellt wor- den ist, wird eine Befragung zu den Widerständen und den Hilfestellungen für ein BGM in deutschen KMU durchgeführt. Die Stichprobe, der Fragebogen und die Vorgehensweise werden im weiteren Verlauf genauer erläutert.

4.1 Detaillierte Beschreibung der Stichprobe

Die Stichprobe umfasst regionale KMU, die durch das Zufallsprinzip ausgewählt wurden. Die Zulassungsvoraussetzung für die Befragung war dabei die Definition von KMU durch das IfM Bonn (IfM-Bonn, 2011). Demzufolge beinhaltet die Stichprobe KMU mit <500 Beschäftigten und bis zu 50 Mio. € Umsatz. In einer genaueren Betrachtung waren in der Stichprobe von insgesamt 19 befragten KMU:

- 36,8 % (n = 7) kleine Unternehmen mit bis zu 9 Beschäftigten und < 1 Mio. Umsatz
- 63,2 % (n = 12) mittlere Unternehmen mit bis zu 499 Beschäftigten und < 50 Mio. Umsatz

Somit liegt in der Befragung ein Schwerpunkt auf den hier als mittlere definierten Unternehmen. Befragt wurden Führungskräfte der Unternehmen, d.h. Unternehmensleiter bzw. Betriebsleiter oder Inhaber.

4.2 Detaillierte Beschreibung des verwendeten Fragebogens

4.2.1 Beschreibung der verwendeten Fragebögen

Für die Befragung der Unternehmen wurde ein Fragebogen entwickelt, der auf zwei erprobten Erhebungsinstrumenten basiert:

Fragebogen zu Motiven und Hemmnissen für ein BGM aus dem IGA-Report 20 (Bechmann, Lück, Jäckle, & Herdegen, 2011)

Bei dem Fragebogen im IGA-Report 20 ging es um die Erfassung von Widerständen und Hemmnissen gegen BGM in KMU. Allein das Thema des IGA-Reports verdeutlicht, dass die dort benutzten Fragen auch in dieser Arbeit von Nutzen sind. Bechmann et. al. haben dabei folgende Schwerpunkte abgefragt:

- Generelle Daten zum Betrieb (Beschäftigte, Branche, Betriebsrat, Unternehmensstruktur, etc.),
- Verantwortlichkeiten für ein BGM (Chef, Betriebsrat, Mitarbeiter)
- Initiatoren des BGM (Chef, Betriebsrat, Mitarbeiter)
- Gründe für und gegen ein BGM
- Durchgeführte Maßnahmen im Rahmen des BGM
- Hürden bei der Durchführung sowie erwünschten Hilfestellungen
- Zukunft von BGM

Diese Erhebung ist sehr umfangreich und kann als weitere Orientierung für Forschungen in diesem Bereich dienen.

Fragebogen zu Widerständen gegen BGM von Meyer und Tirpitz (Meyer & Tipitz, Betriebliches Gesundheitsmanagement in KMU - Widerstände und deren Überwindung, 2008)

Meyer und Tirpitz haben zwei Fragebögen für ihre Studie benutzt. Der eine diente zur telefonischen, der andere zu Online-Befragung. Lediglich der Telefon-Fragebogen kam in der vorliegenden Arbeit zur Verwendung.

In der Studie sollten ebenfalls unterschiedliche Widerstände gegen ein BGM ermittelt werden. Darüber hinaus sollten erwünschte Hilfen bei der Durchführung oder Initiierung des BGM ermittelt werden. Ebenso waren in der Studie die Zukunftsaussichten des BGM relevante Fragestellungen.

In der Telefonbefragung waren folgende Punkte von Bedeutung:

- Vorstellung des Interviewers
- Daten zum Betrieb
- Daten zum Unternehmer
- Maßnahmen im BGM
- Widerstände gegen BGM
- Verabschiedung

Große Teile dieser Studie sind auch von der Techniker Krankenkasse veröffentlicht worden (Meyer, 2008).

4.2.2 Maßnahmen zur Standardisierung

Um eine möglichst hohe Vergleichbarkeit und Objektivität der Ergebnisse zu erreichen, wurde für die telefonische Befragung ein einheitlicher, standardisierter Leitfaden geschrieben. Es wurde bei den Telefonaten immer nach diesem vorgegangen. Diese Vorgehensweise wurde durch einen Test des Fragebogens im Vorwege der Studie festgelegt.

Die Studie und der Fragebogen basieren darüber hinaus auf zwei validen und getesteten Fragebögen (Bechmann, Lück, Jäckle, & Herdegen, 2011; Meyer & Tipitz, 2008). Durch den Test des Fragebogens vor der Studie, dem Telefonleitfaden und die Übernahme der verwendeten Fragebögen sollte gewährleistet werden, dass die Studie von möglichst wenig anderen Einflüssen beeinträchtigt werden kann. Dadurch sollte es möglichst wenig Rückfragen der Probanden geben, damit diese nicht im Antwortverhalten beeinflusst werden können.

4.2.3 Darstellung des verwendeten Fragebogens

Nach der Einleitung in das Telefongespräch beginnt das Interview mit Fragen zum Unternehmen. Es wird die Mitarbeiterzahl erfragt mit der Unterteilung in Angestellte, Arbeiter und freie Mitarbeiter. Unter 1b) soll das Durchschnittsalter der Angestellten geschätzt werden. Danach sollen die körperlichen und psychischen Belastungen der Mitarbeiter in administrativer Position und in der Produktion eingeschätzt werden von 1 = sehr gering bis 5 = sehr hoch. Die letzten zwei Fragen zum Unternehmen wollen wissen, ob es eine Arbeitnehmervertretung gibt als auch wie viele Hierarchieebenen vorhanden sind. Zum Schluss wird die Branche vom Interviewer hinzugefügt, ohne zu fragen.

Weiter geht es bei dem Fragebogen mit Daten zum Unternehmer selbst. Hier liegt der Fokus auf der persönlichen Lebensweise, dem Bildungsabschluss und dem Alter.

Nach den grundlegenden Daten werden nun explizite Maßnahmenpakete des BGM abgefragt. Der Proband soll hier antworten, ob die Maßnahmen geplant, durchgeführt oder nicht durchgeführt werden. Folgende Maßnahmen stehen hier zur Auswahl:

- Ergonomische Arbeits- und Arbeitsplatzgestaltung
- Kursangebote zum Gesundheitsverhalten

- Infoveranstaltungen zum Gesundheitsverhalten
- Maßnahmen zur Verbesserung der Arbeitssicherheit
- Maßnahmen zur Personalentwicklung
- Maßnahmen zur Organisationsentwicklung
- Maßnahmen zur Arbeitsgestaltung

Dieser erste Teil der Befragung basiert auf dem Telefon-Fragebogen von Meyer und Tirpitz (Meyer & Tipitz, 2008). Die folgenden drei Punkte wurden aus dem IGA-Report 20 entnommen (Bechmann, Lück, Jäckle, & Herdegen, 2011). Hier geht es vorerst um Betriebe, die ein BGM haben oder planen. Der Gesprächspartner wird gebeten verschiedene Hürden bei der Einführung eines BGM zu nennen: unbekannter Bedarf, fehlendes Wissen zu Anbietern, fehlende Motivation der Belegschaft, kein Wissen über externe Unterstützung, Umsetzung zu kostspielig, kein persönliches Engagement, fehlendes Wissen über Umsetzung, fehlende Ressourcen für BGM, Vorrang des Tagesgeschäftes und andere Hürden. Danach sollen die Versuchspersonen sagen, welche Hilfestellungen sie sich wünschen oder erwünscht hätten bei der BGM-Einführung bzw. –Planung. Als Basis gelten hier wiederum nur Betriebe, die ein BGM haben oder planen. Durch Mehrfachnennung haben die Befragten die Möglichkeit vorgegebene Hilfen auszuwählen:

- gute Beispiele aus der Region/ Branche
- persönliche Unterstützung
- andere Institutionen
- Zusammenarbeit in einem Netzwerk
- mehr praktische Infos im Internet
- zentrale Anlaufstelle oder Hotline
- durch Kassen
- durch Berufsgenossenschaft
- Information über Nutzen
- mehr Infos über steuerliche Vorteile
- nichts davon

Am Ende des Fragebogens werden die Betriebe angesprochen, die kein BGM haben, jedoch zumindest mal von diesem gehört haben. Diese werden nach den Gründen gefragt, warum sie das BGM nicht intensivieren. Auch hier können die Probanden mit Mehrfachnennung antworten. Zur Auswahl werden hier einige Möglichkeiten gestellt:

- schlechte Vorerfahrungen,
- zu wenig Informationen über BGM,
- fehlendes Wissen über Anbieter,
- Zweifel am Nutzen,
- Widerstände seitens der Führungskräfte,
- hohe Kosten,
- persönliches Engagement,
- war noch kein Thema,
- fehlende Motivation der Belegschaft,
- andere Themen sind wichtiger,
- fehlende Ressourcen und
- Tagesgeschäft hat Vorrang

Wenn auch dieser Punkt bearbeitet worden ist, kann die Untersuchung nach einer Verabschiedung abgeschlossen werden.

4.3 Ablauf der Befragung

Der Ablauf der Befragung war bei jedem Unternehmen identisch, um eine hohe Vergleichbarkeit gewährleisten zu können.

Schritt 1   Das Unternehmen wurde aus einer Liste gesammelter regionaler Betriebe per Zufall ausgewählt. Auf der Webseite „Zufallsgenerator.net" (Lang) wurde eine zufällige Zahl generiert, die ein Unternehmen der Betriebsliste darstellt. Dieser Betrieb wurde dann angerufen.

Schritt 2	Das KMU wurde angerufen und das Gespräch verlief nach einem einheitlichen Telefonleitfaden. Dabei wurde die Befragung sofort oder zu einem späteren Termin durchgeführt. Bei Ablehnung fand keine Befragung statt und der Ablauf begann erneut bei Schritt 1. Im Rahmen der Befragung wurde dem Gesprächspartner der Fragebogen zugeschickt, um den Ablauf zu erleichtern. Bei Erhalt des Fragebogens konnte das Experteninterview begonnen werden.
Schritt 3	Die gewonnenen Daten wurden gesammelt, verarbeitet und ausgewertet. Bei dem Ablauf wurde besonders auf die Vertraulichkeit der Unternehmensdaten geachtet.

5 Ergebnisse

5.1 Deskriptive-statistische Auswertung der Befragung

Im Folgenden werden die gesammelten Daten aus dem Fragebogen zusammengefasst dargestellt. Mittels einer deskriptiven-statistischen Auswertung werden die Ergebnisse der einzelnen Fragethemen präsentiert, „um sie übersichtlich und für den Betrachter leicht fassbar zu machen" (Rasch, Friese, Hofmann, & Naumann, 2010, S. 1).

5.1.1 Fragen zum Unternehmen

Bei den 19 befragten Unternehmen arbeiten im Schnitt ca. 16,37 Mitarbeiter. Bei einer genaueren Betrachtung arbeiten durchschnittlich 8,11 Angestellte, 7,58 Arbeiter, 0,68 freie Mitarbeiter. Nach der Definition der IfM Bonn bestand die Stichprobe, wie in 4.1 schon ausgeführt, aus 7 kleinen und 12 mittleren Unternehmen.

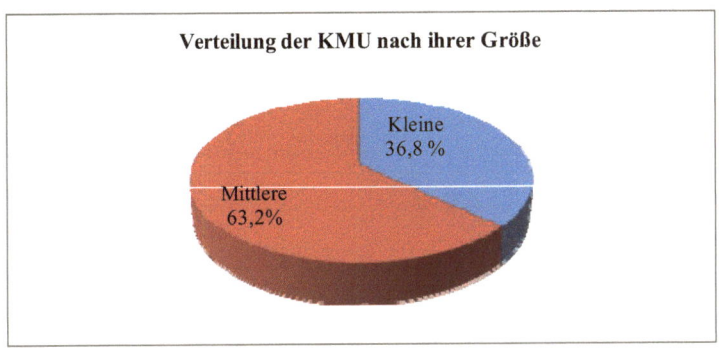

Abbildung 5 Verteilung der befragten KMU nach ihrer Größe

Das Durchschnittsalter in den Betrieben wird zwischen 30 und 55 angegeben, damit beträgt der Mittelwert des angegebenen Durchschnittsalters etwa 42,58 Jahre.

Es gibt 2 bis 4 Hierarchieebenen in den befragten Unternehmen, was einen Durchschnitt von etwa 2,79 entspricht.

Eine Arbeitnehmervertretung, d.h. einen Betriebsrat, gibt es nur bei 15,8%, also 3 Betrieben, in der gesamten Stichprobe.

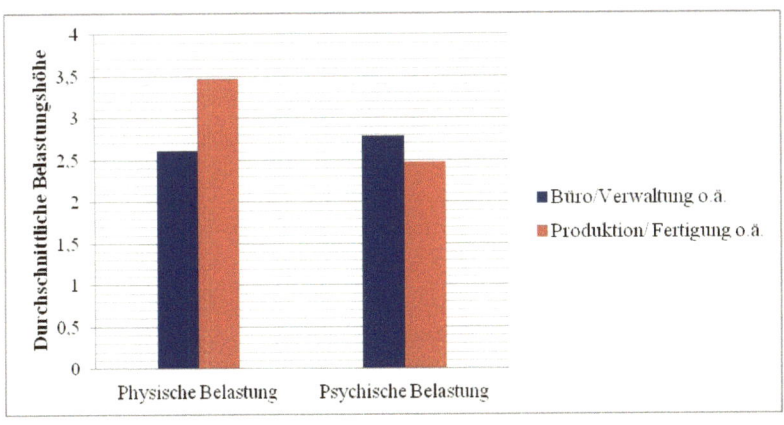

Abbildung 6 Geschätzte durchschnittliche Belastungen psychischer und körperlicher Art

Tabelle 4 Ermittelte Belastungen der Mitarbeiter am Arbeitsplatz

	Körperliche Belastungen									
	1	2	3	4	5	keine Angabe	N	Mittel-wert	Varianz	Standard-abweichung
Mitarbeiter im Büro, Administration	2	8	4	3	1	1	19	2,61	1,193	1,092
Mitarbeiter in Produk-tion, Fertigung	0	2	7	6	2	2	19	3,47	0,765	0,874

	Psychische Belastungen									
	1	2	3	4	5	keine Angabe	N	Mittel-wert	Varianz	Standard-abweichung
Mitarbeiter im Büro, Administration	1	7	5	5	0	1	19	2,78	0,889	0,943
Mitarbeiter in Produk-tion, Fertigung	3	8	2	3	1	2	19	2,47	1,39	1,179

Die Belastungen der Mitarbeiter sollten geschätzt werden von „1: sehr gering bis 5: sehr hoch". Bei den Mitarbeitern im administrativen Bereich haben die Belastungen körperlicher Art einen Mittelwert von 2,61 mit einer Varianz von 1,193 und Standardabweichung von 1,092. Die psychischen Belastungen betragen wiederum durchschnittlich 2,78 bei einer Varianz von 0,889 und einer Standardabweichung von 0,943.

Auf der anderen Seite wird die körperliche Belastung bei Mitarbeitern der Produktion im Schnitt auf 3,47 geschätzt mit einer Varianz von 0,765 und Standardabweichung von 0,874. Die psychische Belastung beträgt im Durchschnitt 2,47 bei einer Varianz von 1,39 und einer Standardabweichung von 1,179.

Es wurden Betriebe aus unterschiedlichen Branchen untersucht, deren Zusammensetzung in der folgenden Tabelle (s. Tabelle 5) gezeigt werden.

Tabelle 5 Aufteilung der befragten Unternehmen in Branchen

Sektor	Dienstleistung	Handel	Handwerk	Versicherung	*Gesamt*
n	8	3	6	2	*19*
in %	42,1	15,8	31,6	10,5	*100%*

Der Schwerpunkt der Untersuchung liegt bei den Branchen Dienstleistung und Handwerk, die zusammen etwa 73,7% der gesamten Stichprobe ausmachen. Die Branchen Handel und Versicherungen liegen demzufolge bei 26,3%.

- Unter den Dienstleistungsunternehmen befanden sich in der Stichprobe u.a. fünf Gesundheits- bzw. Pflegedienstleister und zwei Dienstleister aus dem Tourismusbereich.
- Als Betriebe des Handelssektors beteiligten sich drei Getränkehändler an der Studie.
- Die teilnehmenden Betriebe aus dem Handwerk waren u.a. zwei Landschaftsbauer, zwei Kfz-Werkstätten und ein Maurer.
- Außerdem haben sich zwei Versicherungen an der Studie beteiligt.

5.1.2 Fragen zum Unternehmer

Die 19 untersuchten Unternehmer sind im Alter von 25 bis 54 Jahren. Der Altersschnitt liegt bei 42,5 Jahren.

Tabelle 6 Altersstruktur der Unternehmer

Altersgruppe	21 – 30	31 – 40	41 – 50	51 – 60	Gesamt	Mittelwert
n	3	2	11	3	19	
in Prozent	15,8 %	10,5 %	57,9 %	15,8 %	100%	42,5 Jahre

Der Großteil der Probanden hat einen Realschulabschluss (12 Teilnehmer) als Bildungsgrad angegeben. 5 Unternehmer haben das Abitur und 2 einen Hauptschulabschluss.

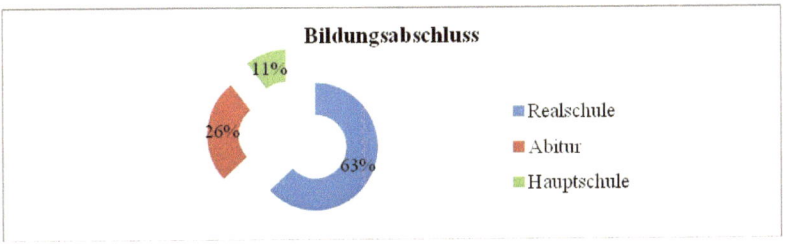

Abbildung 7 Bildungsgrad und Altersschnitt der befragten Unternehmer

Die Lebensweise wird in die Kategorien „gesundheitsbewusst", „nicht gesund-heitsbewusst", „aktive Lebensweise", „inaktive Lebensweise" und „sonstige Ein-stellungen" unterteilt. Nach Angabe der Befragten leben die meisten von Ihnen „gesundheitsbewusst" (Nennungen (n) = 10) und „aktiv" (n = 9). Unter eine ge-sunde Lebensweise wurden auch Begriffe wie „Nichtraucher", „Antialkoholiker" und „auf Gesundheit bedacht" gefasst und „aktiv" bedeutet auch „sportlich".

Im Gegensatz dazu stehen 8 Angaben einer „nicht gesundheitsbewussten" Le-bensweise, die wiederum Eigenschaften wie „Raucher" beinhaltet. Eine „inaktiv" Lebensweise bzw. auch „faul" und „unsportlich" geben 5 Probanden an. Eine Person gab eine nicht in diese Kategorien fassbare Antwort an.

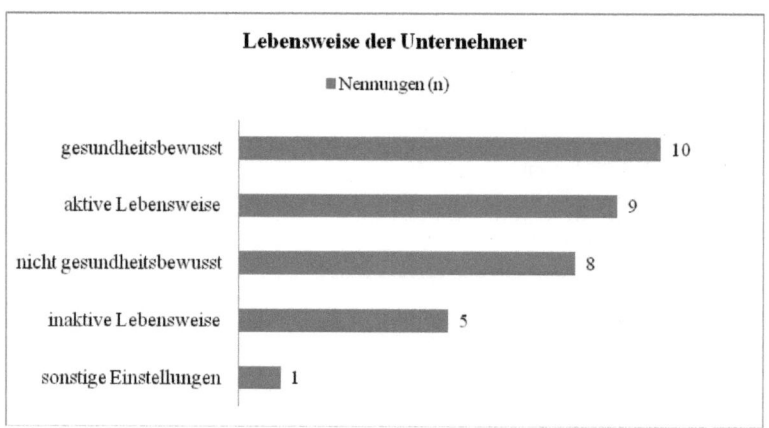

Abbildung 8 Lebensweise der Unternehmer

5.1.3 Maßnahmen „BGM"

In der Abbildung 5 werden Maßnahmen des BGM betrachtet, die in Planung sind, bereits umgesetzt oder nicht umgesetzt worden sind. Es werden hierbei unterschiedliche Maßnahmen zusammengefasst betrachtet.

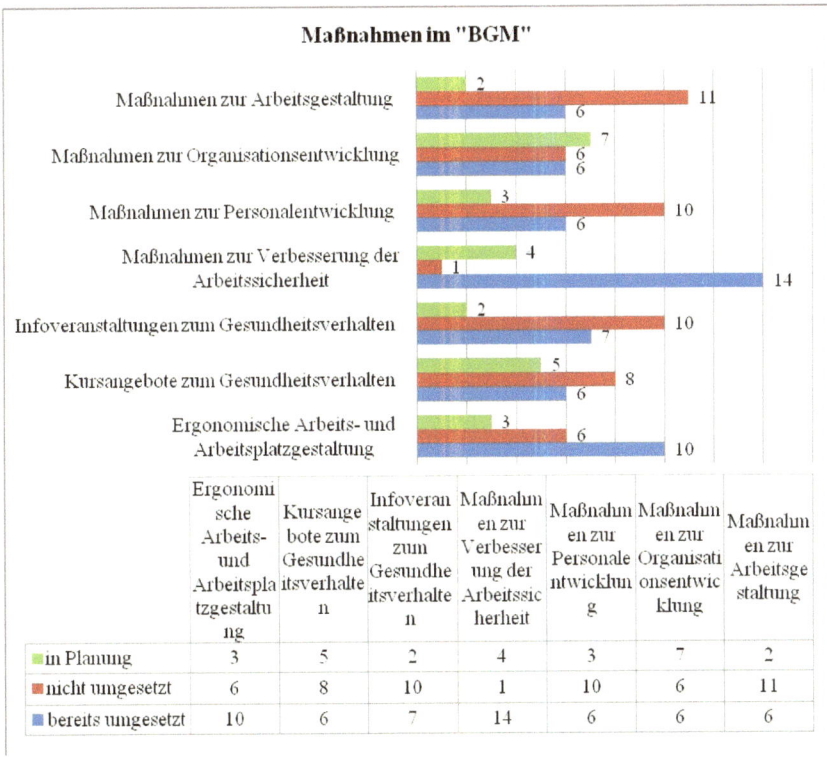

	Ergonomische Arbeits- und Arbeitsplatzgestaltung	Kursangebote zum Gesundheitsverhalten	Infoveranstaltungen zum Gesundheitsverhalten	Maßnahmen zur Verbesserung der Arbeitssicherheit	Maßnahmen zur Personalentwicklung	Maßnahmen zur Organisationsentwicklung	Maßnahmen zur Arbeitsgestaltung
in Planung	3	5	2	4	3	7	2
nicht umgesetzt	6	8	10	1	10	6	11
bereits umgesetzt	10	6	7	14	6	6	6

Abbildung 9 Maßnahmen im betrieblichen Gesundheitsmanagement

Gefragt wurde nach folgenden Oberthemen:

- Ergonomische Arbeits- und Arbeitsplatzgestaltung
- Kursangebote zum Gesundheitsverhalten
- Infoveranstaltungen zum Gesundheitsverhalten
- Maßnahmen zur Verbesserung der Arbeitssicherheit
- Maßnahmen zur Personalentwicklung
- Maßnahmen zur Organisationsentwicklung
- Maßnahmen zur Arbeitsgestaltung

Besonders auffällig sind die Maßnahmen zur Arbeitssicherheit, die die meisten Unternehmen (n = 14) schon umgesetzt haben. Ergonomische Arbeits- und Arbeitsplatzgestaltungen sind ebenfalls von einem hohen Anteil umgesetzt worden (n = 10). Einige Probanden gaben an, dass Maßnahmen zur Organisationsentwicklung noch in der Planung sind. Nicht umgesetzt werden besonders Maßnahmen zur Arbeitsgestaltung (n = 11) und zur Personalentwicklung (n = 10) sowie Infoveranstaltungen zum Gesundheitsverhalten (n = 10). In der Abbildung 5 ist ersichtlich, dass die Maßnahmen im BGM in der Tendenz entweder umgesetzt oder nicht umgesetzt werden, als dass sie geplant werden. Es konnten in der Befragung noch sonstige Maßnahmen angegeben werden, jedoch kamen dort keine Antworten seitens der Interviewpartner.

5.1.4 Hürden bei der Einführung eines BGM

Bei den Unternehmen, die ein BGM durchführen oder planen, wurde nach Hürden im Rahmen der Einführung des BGM gefragt. Es durften dabei mehrere Gründe genannt werden. Die Antworten zeigen, dass in den meisten Fällen das Tagesgeschäft Vorrang (n = 13) vor Maßnahmen im BGM hat. Aber auch die fehlende Motivation der Belegschaft (n = 10) und fehlende Ressourcen für BGM (n = 8) sind oft genannte Hürden bei einer Einführung eines BGM. Kein persönliches Engagement der Unternehmer (n = 2) und kein Wissen über externe Unterstützung (n= 2) werden eher selten als Hürden angesehen. Andere Hürden wurden hier nicht hinzugefügt durch die Befragten.

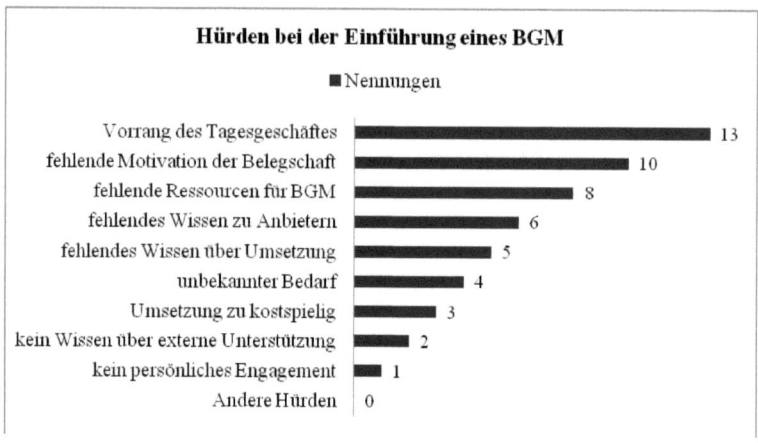

Abbildung 10 Hürden bei der Einführung eines BGM

5.1.5 Erwünschte Hilfestellungen für ein erfolgreiches BGM

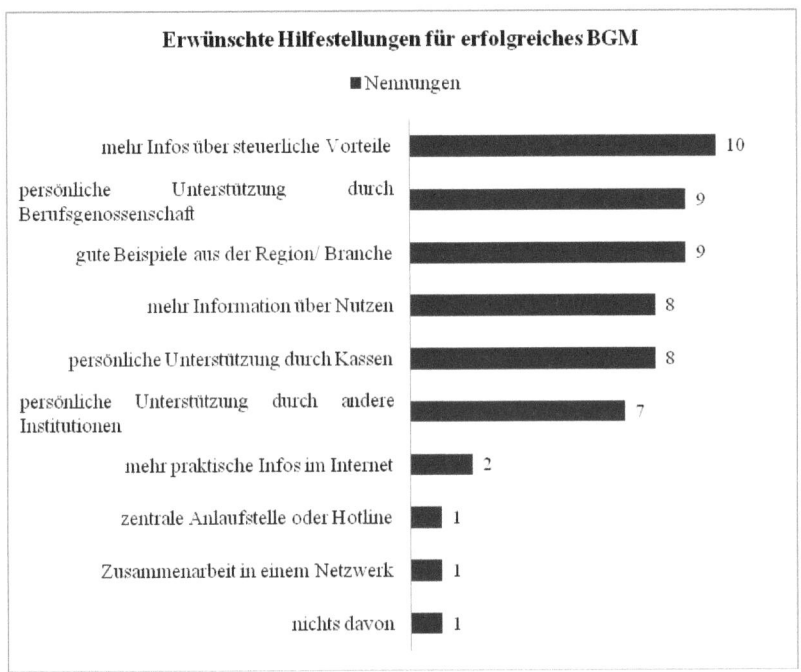

Abbildung 11 Erwünschte Hilfestellungen für ein erfolgreiches BGM

Wie aus der Abbildung hervorgeht, sollten die Gesprächspartner im Interview beantworten, ob sie sich in der Planung oder auch Umsetzung von verschiedenen Maßnahmen des BGM Hilfe erwünscht hätten. Demzufolge bilden auch hier, wie auch im vorigen Punkt, die Betriebe die Basis, die BGM planen oder durchführen. In der Abbildung muss beachtet werden, dass durchaus Mehrfachnennungen möglich waren. In der Darstellung sind deutliche Schwerpunkte in folgenden Punkten zu erkennen:

- Mehr Infos über steuerliche Vorteile   (n = 10)
- Persönliche Unterstützung durch die BG   (n = 9)
- Gute Beispiele aus der Region/ Branche   (n = 9)
- Persönliche Unterstützung durch Krankenkassen   (n = 8)
- Mehr Information über Nutzen   (n = 8)

Netzwerke (n = 1), Hotlines (n = 1), oder Informationen im Internet (n = 2) werden kaum als Hilfestellungen erachtet.

5.1.6 Hinderungsgründe gegen eine Intensivierung

In der letzten Fragestellung sollen die Betriebe ohne ein BGM antworten, warum sie es nicht einführen. Im Rahmen der Nennung von Hinderungsgründen waren durchaus mehrere Antworten zulässig. In der Tabelle 4 wird der Trend der Stichprobe aufgezeigt.

Tabelle 7 Hinderungsgründe gegen eine Intensivierung des BGM

Möglicher Hinderungsgrund	Anzahl Nennungen	In Prozent
Tagesgeschäft hat Vorrang	8	20,5 %
War noch kein Thema	4	10,3 %
zu wenig Informationen über BGM	4	10,3 %
Fehlende Ressourcen	4	10,3 %
Fehlende Motivation der Belegschaft	3	7,7 %
Zweifel am Nutzen	3	7,7 %
fehlendes Wissen über Anbieter	3	7,7 %
Zu hohe Kosten	3	7,7 %
Widerstände seitens der Führungskräfte	3	7,7 %
Kein persönliches Engagement	2	5,1 %
Andere Themen sind wichtiger	2	5,1 %
schlechte Vorerfahrungen	0	0,0 %
Gesamt	**39**	**100 %*** *(Gerundete Werte)*

An erster Stelle der Hinderungsgründe steht, dass das Tagesgeschäft oftmals Vorrang hat (n = 8). Die Probanden gaben zudem an, dass es noch kein Thema war im Betriebsalltag (n = 4) oder sie zu wenig Informationen über ein BGM haben (n = 4). In der Stichprobe waren schlechte Vorerfahrungen (n = 0), kein persönliches Engagement (n = 2) und andere wichtigere Themen (n = 2) seltener Hinderungsgründe gegen eine Intensivierung im Bereich des BGM. Insgesamt haben unter diesem Punkt aufgrund der definierten Basis, die nur Unternehmen ohne ein BGM zugelassen hat, weniger Unternehmen Antworten geben können. Zu beachten ist unter diesem Punkt, dass die Prozentwerte in der Tabelle 7 auf eine Stelle nach dem Komma gerundet worden sind.

6 Diskussion

Nach der deskriptiv-statistischen Auswertung folgt im weiteren Verlauf der Arbeit die kritische Betrachtung der Ergebnisse und der Erhebungsmethoden. Darüber hinaus sollen Empfehlungen für die Praxis aus der vorliegenden Arbeit abgeleitet werden. Es gilt ebenfalls festzustellen, ob hier Fehler bzw. Schwächen im Studiendesign aufgetreten sind.

6.1 Interpretation der Ergebnisse des Fragebogens

Die KMU haben in der Regel eine flache Hierarchie, in dieser Studie im Schnitt 2,79 Ebenen, und haben daher meist einen leichteren sowie schnelleren Informationsfluss zwischen den Ebenen (Meggeneder, Pelster, & Sochert, 2005, S. 201-208). Jedoch haben die KMU mit 15,8% deutlich seltener einen Betriebsrat als z. B. Großunternehmen. In einer größeren Untersuchung von Kleinbetrieben mit 5 bis 50 Beschäftigten 2009 hatten sogar nur 6% (Westdeutschland) bzw. 7% (Ostdeutschland) einen Betriebsrat. Die gleiche Studie zeigt, dass mit zunehmender Betriebsgröße die Häufigkeit von Arbeitnehmervertretungen steigt (Beck, 2011, S. 124). Doch auch wenn es hier seltener eine Arbeitnehmervertretung gibt, sind besonders die häufig anzutreffenden familiären Verhältnisse in den kleineren Unternehmen (Beck, 2011, S. 122) in der Förderlichkeit für Prozesse zum BGM nicht zu unterschätzen. Außerdem haben Beck (Beck, 2011, S. 89) sowie Badura et al. (Badura, Ducki, Klose, Schröder, & Macco, 2011, S. 98) festgestellt, dass die Beschäftigten mehr Einfluss an der Arbeitsplatzgestaltung haben, je kleiner der Betrieb ist.

Die - wie erwartet- angegebene hohe physische Belastung der Beschäftigten in der Produktion, Fertigung o.ä. steht in Kongruenz zu anderen Studien, die diesen Umstand untersucht haben. So kommen auch Meyer und Tirpitz zu ähnlichen Erkenntnissen, da in deren Studie die durchschnittliche Belastung der Beschäftigten dort bei 3,7 lag (Meyer & Tipitz, 2008, S. 28). Im Vergleich zu den gemessenen Werten von etwa 3,47 in dieser Studie kann eine signifikant höhere Belastung der körperlich tätigen Arbeiter bestätigt werden (Zok, 2010, S. 69). Der psychische Aspekt weist keine derartigen Parallelen vor. Diese Belastung wird hier insgesamt höher beschrieben (2,78 bei Beschäftigten in der Administration und 2,47 in der Produktion) und unterscheidet sich kaum im Belastungsgrad. Im Zusammenhang zu aktuellen Gründen für Arbeitsunfähigkeiten passt, dass die körperlichen Belastungen die hohe Zahl an Muskel- und Skeletterkrankungen sowie Verletzungen erklären (Badura, Ducki, Klose, Schröder, & Macco, 2011, S. 223f.). Der hier gemessene höhere psychische Belastungsgrad als bei anderen Studien (Meyer & Tipitz, 2008, S. 28) kann die im DAK-Gesundheitsreport 2012 erfasste Tendenz von steigenden AU-Fällen durch psychische Erkrankungen belegen (Kordt, 2012, S. 7). Die Ergebnisse zu den Belastungen der Mitarbeiter, die in dieser Bachelor-Thesis gewonnen wurden, stellen Schätzwerte dar, die vom Betriebsleiter angegeben wurden. Interessant wäre in dieser Betrachtungsweise ein Vergleich mit den realen Belastungsempfindungen der Arbeitnehmer. Die arbeitsbedingten Belastungen hat bspw. das Robert-Koch-Institut in zwei Studien genauer betrachtet (Robert-Koch-Institut, 2006; Kroll, Müters, & Dragano, 2011).

In KMU werden Maßnahmen durchgeführt, die unter ein BGM fallen können (Bechmann, Lück, Jäckle, & Herdegen, 2011, S. 7, 16f.; Badura, Ritter, & Scherf, 1999, S. 17), jedoch haben die Unternehmen aus der Stichprobe meist nur singuläre Aktionen durchgeführt. Die Aktivitäten zur Förderung der Gesundheit am Arbeitsplatz waren im Schwerpunkt vom Gesetzgeber vorgeschrieben oder dienten der Verhältnisprävention, was zur aktuellen Studienlage passt (Hirtenlehner & Sebinger, 2004, S. 41). Ersichtlich wird dies darin, dass die meisten Maßnahmen zur Verbesserung der Arbeitssicherheit durchgeführt wurden, da es dort feste Vorgaben gibt wie durch die §5 und §6 ArbSchG und §1 ASiG (May-Schmidt, 2011, S. 11). Insgesamt fallen daher die Tätigkeit der Unternehmer nach der gängigen Definition von BGM (Badura, Ritter, & Scherf,

1999, S. 17) eher auf die Ebene der BGF oder des AGS. Ob in allen untersuchten Unternehmen ein strukturiertes BGM nach Badura (Badura, Ritter, & Scherf, 1999, S. 17, 58) und nach Bittner (Bittner, 2009, S. 661) mit den festen Bestandteilen der Analyse, Planung, Durchführung und Evaluation durchgeführt wird, ist ein leider nicht berücksichtigter Aspekt dieser Arbeit. Dieser Umstand ist auf eine Schwäche im Fragebogen zurückzuführen und sollte in weiteren Arbeiten berücksichtigt werden.

Im Einklang zu anderen Studien der Widerstände gegen ein BGM (Bechmann, Lück, Jäckle, & Herdegen, 2011; Hirtenlehner & Sebinger, 2004; Meyer & Tipitz, 2008; Meggeneder, Pelster, & Sochert, 2005, S. 181ff.) kommen auch hier Hürden zum Vorschein wie „Vorrang des Tagesgeschäftes" (n= 13), „fehlende Motivation der Belegschaft" (n = 10) „fehlende Ressourcen für BGM" (n = 8) sowie „fehlendes Wissen zu Anbietern" (n= 6) oder „fehlendes Wissen über Umsetzung" (n= 5). Der allgemeine Widerstand im Bereich des Kenntnisstands über BGM ist als hoch anzusehen: Hirtenlehner und Sebinger haben in ihrer Studie feststellen können, dass sich die KMU über gesundheitsfördernde Maßnahmen schlecht informiert fühlen (Hirtenlehner & Sebinger, 2004, S. 27, 48). Das Antwortverhalten der Probanden unter dem Fragepunkt „Hinderungsgründe gegen eine Intensivierung des BGM" ist zumindest in der Tendenz ähnlich zu den schon benannten Hürden. Dort ist auch der „Vorrang des Tagesgeschäfts" (17,1 %) die häufigste Antwort. Doch die fehlende Substanz in dem genannten Fragepunkt an auswertbaren Antworten lässt hier keine weiteren relevanten Schlussfolgerungen zu.

Wider den Erwartungen waren ökonomische Gegengründe eher selten genannt worden, was im Gegensatz zur derzeitigen Studienlage, z. B. Meyer und Tipitz (2008, S. 58ff.), steht. Dieser wirtschaftliche Gedanke kommt jedoch in den erwünschten Hilfestellungen zur Geltung. Hier gaben die Betriebsleiter an, dass bspw. „mehr Infos über steuerliche Vorteile" (n = 10) und „mehr Information über Nutzen" des BGM (n = 8) ihnen eine Hilfe sein würden. Die Betriebe sind natürlich auch an monetären Einsparpotenzialen interessiert, haben aber meist eine hohe Skepsis den Kosten eines BGM gegenüber. Diese Angst „resultiert oft aus Unwissenheit oder wird als vorgeschobenes Argument genutzt" (Meyer & Tipitz, 2008, S. 74).Um die große Wissenslücke zu schließen, erbeten sich die Unternehmen auch mehr persönliche Unterstützung durch die BG (n = 9), andere

Institutionen (n = 7) oder die Krankenkassen (n = 8). Das Verlangen nach Unterstützung durch Krankenkassen und BG ist nachvollziehbar, da in Umfragen schon die äußerst hohe Akzeptanz gegenüber diesen beiden Akteuren herausgearbeitet wurde (Badura, Ritter, & Scherf, 1999, S. 130). Doch auch „gute Beispiele aus der Region/ Branche"(n = 9) reizen die Probanden. Ein konkretes Beispiel über ein funktionierendes Managementsystem in der Gesundheitsförderung kann viele Fragen über Kosten, Nutzen, Ansprechpartner und/ oder Umsetzung beantworten. Das zeigt, dass die Unternehmen durchaus interessiert sind am Thema BGM und belegen die nach Hirtenlehner und Sebinger positve Einstellung (Hirtenlehner & Sebinger, 2004, S. 30) zu dieser Thematik. Dieses Interesse am BGM steigt mit höherem Bildungsgrad und sinkendem Alter der Unternehmer. Ebenso ist die Lebensweise ein Einflussfaktor auf diesen Punkt, d. h. je aktiver und gesünder desto mehr engagieren sich die Betriebsleiter für die Gesundheit am Arbeitsplatz (Meyer & Tipitz, 2008, S. 41). De facto wird ein BGM in KMU stark abhängig von der Führung, dem Unternehmer (Badura, Ducki, Klose, Schröder, & Macco, 2011, S. 98f.; Meyer & Tipitz, 2008, S. 40ff.; Hirtenlehner & Sebinger, 2004, S. 45). Hinzu kommt, dass sich die Unternehmensleiter in kleineren Betrieben meist ähnlichen Belastungen ausgesetzt sehen wie ihre Mitarbeiter (Badura, Ducki, Klose, Schröder, & Macco, 2011, S. 98). Daraus folgt, dass sich ein Entscheidungsträger dann auch um seine Gesundheit sorgt und so gleichzeitig auch um die der Mitarbeiter.

6.2 Reflexion der Validität, Reliabilität und der Objektivität der Befragung

Bei der Objektivität der Befragung wurde darauf geachtet, dass die Durchführung der Befragung immer einheitlich verlief. Dazu wurde ein Telefonleitfaden als Standard definiert, der bei jeder Durchführung befolgt wurde. Außerdem war die durchführende Person immer dieselbe, was zu einer erhöhten Objektivität beiträgt (Bühner, 2011, S. 58). An der Durchführungsobjektivität gibt es jedoch Mängel. Die Fragen im Interview waren nicht eindeutig gestellt, sodass es in einigen Fällen Rückfragen gab. Daher kann nicht ausgeschlossen werden, dass vermutlich Hilfestellungen das Antwortverhalten der Probanden beeinflusst haben.

In Anbetracht der Bewertung von Reliabilität und Validität kann nur geschätzt werden. Bei der Erhebung der Studie wurde ein Fragebogen benutzt, der aus zwei bereits getesteten Fragebögen (Bechmann, Lück, Jäckle, & Herdegen, 2011; Meyer & Tipitz, 2008) entnommen wurde. Wenn also die bereits durchgeführten Studien als Paralleltestkorrelation für die entnommenden Items genommen werden, können ähnliche Tendenzen im Antwortverhalten beobachtet werden. Dies lässt eine Reliabilität vermuten. Da „selbst ein Laie unmittelbar den Zusammenhang zwischen Testaufgaben und gemessenen Verhalten erkennt" (Bühner, 2011, S. 61f.), kann von einer Augenscheinvalidität gesprochen werden, die jedoch als kein ausreichendes Kriterium für die Validität eines Tests angesehen werden kann (Bühner, 2011, S. 62).

Durch die kleine Stichprobe ist noch eine weitere Schwachstelle in dieser Bachelorthesis zu nennen, da „die Mittelwerte bei großen Stichproben weniger streuen als bei kleinen Stichproben" (Rasch, Friese, Hofmann, & Naumann, 2010, S. 37f.). Das bedeutet, dass je kleiner die Stichprobe ist, desto schlechter lässt sie exakte Schätzungen auf die Population (die Grundgesamtheit) zu (Rasch, Friese, Hofmann, & Naumann, 2010, S. 23). Dies kommt besonders in der letzten Fragestellung zum Tragen, da dort nur Betriebe antworten sollten, die kein BGM haben, aber davon schon gehört haben. Zwar kann angezweifelt werden, dass alle befragten Unternehmen in der Praxis ein BGM haben, jedoch kamen bei dieser Fragestellung zu „Hinderungsgründe gegen eine Intensivierung des BGM" nur wenig Antworten hervor. Angesichts dieses Umstandes kann die Verwertbarkeit der Ergebnisse aus dieser Fragestellung noch höher angezweifelt werden. Bühner gibt bspw. bei der Beurteilung von Testkennwerten eine Stichprobengröße von >300 als hoch, 150-300 als mittel und <150 als niedrig an (Bühner, 2011, S. 81). Von dem Begriff „Repräsentativität der Stichprobe" wird aus diesem Grunde Abstand genommen.

6.3 Empfehlungen aus der vorliegenden Arbeit für den Ausbildungsbetrieb

Die Ergebnisse der Befragung machen deutlich, dass nicht nur ein gutes Angebot an die Betriebe ausreicht, um diese für ein BGM zu gewinnen. Es muss vorher in den Betrieben Aufklärung über dieses Thema betrieben werden. Dadurch kann eine vorhandene Skepsis gegenüber Themen wie „Kosten", „Nutzen" und „Art der Umsetzung" womöglich gemindert werden, sodass die Unternehmensleiter, aber besonders auch die Beschäftigten sich eher dem BGM öffnen. Außerdem müssen die Wünsche und Anforderungen der Betriebsleiter und Beschäftigten an ein Programm zur Verbesserung der Gesundheit am Arbeitsplatz berücksichtigt werden. Die Mitarbeiterbefragung zum Thema „Gesundheitliche Beschwerden und Belastungen am Arbeitsplatz" von Zok (Zok, 2010) bietet einen guten Anhaltspunkt. Darin sollten die befragten Arbeitnehmer Ideen zur gesundheitlichen Optimierung an ihrem Arbeitsplatz nennen. Die meist gewünschten Verbesserungen waren (Zok, 2010, S. 88):

- „mehr Einsatz der Vorgesetzten für die Mitarbeiter"
- „Maßnahmen zur Verbesserung des Betriebsklimas"
- „Informationen über gesundes Verhalten"

Die Wünsche der Betriebsleiter an ein BGM-Konzept sind hierbei auch relevant. Im IGA-Report 20 wurden die Ziele bzw. Wünsche der Entscheider in KMU an ein BGM abgefragt. Darin gaben die meisten der befragten Entscheidungsträger von Unternehmen an, dass sie folgende Ziele hatten mit der Einführung eines BGM (Bechmann, Lück, Jäckle, & Herdegen, 2011, S. 16):

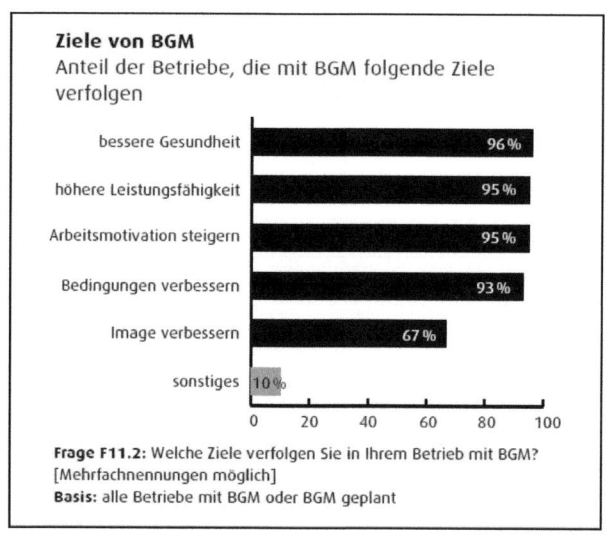

Abbildung 12 Ziele von BGM der Unternehmer

Die Ziele von höherer Motivation und Leistungsfähigkeit spiegeln zusätzlich die wirtschaftlichen Interessen der Unternehmer wider. Daher muss besonders dieser Aspekt bei der Erstellung von Konzepten des BGM berücksichtigt werden. Weiter muss der Nutzen einer Intensivierung eines BGM dem Entscheidungsträger verständlich gemacht werden. Da die höchsten Widerstände nicht nur in den Kosten, sondern auch im Vorrang des Tagesgeschäfts gesehen werden, muss ein Programm leicht in den Arbeitsalltag zu integrieren sein und gleichzeitig möglichst zeitnahe Effekte vorweisen können. Die KMU denken oftmals in kurzfristigen Zeiträumen (Bamberg, Ducki, & Metz, 2011, S. 660; Meggeneder, Pelster, & Sochert, 2005, S. 176f.), sodass die bevorzugten kurz- und mittelfristigen Ergebnisse des BGM (Meyer & Tipitz, 2008, S. 45) in der Initiierungsphase deutlich betont werden sollten. Bei einer erreichten Akzeptanz gegenüber BGM können dann die langfristigen Maßnahmen besser greifen. In diesem Zusammenhang könnte die neue DIN SPEC 91020 Betriebliches Gesundheitsmanagement, die eine genaue Vorgehensweise in der Implementierung definiert, bedeutsam werden. Diese Norm ist aber bzgl. ihrer Nützlichkeit für Unternehmen noch umstritten (Schmidt, 2012), auch wenn sie von einigen Experten wie Meyer und Tirpitz (2008, S. 76) in der Vergangenheit gefordert wurde.

7 Zusammenfassung

Zum Abschluss der Arbeit werden die wichtigsten Erkenntnisse zusammengefasst dargestellt. Die Zusammenfassung wird in drei Themen untergliedert.

7.1 Überblick über den aktuellen Kenntnisstand

Ausgehend von der aktuellen Gesetzeslage kann der Schluss gezogen werden, dass es durchaus schon einige Ansätze gibt, die betriebliche Gesunderhaltung voranzutreiben. Besonders in den Punkten Arbeitssicherheit und Arbeitsschutz herrschen gute gesetzliche Definitionen der Maßnahmen, wie z. B. das ArbSchG. Folglich ist der einfachste Weg zu einem BGM über solche Maßnahmen zu sehen, da diese weitgehend unabhängig von der Unternehmensgröße sind.

Auf der anderen Seite wurden auf internationaler Ebene mit der Ottawa-Charta und der Luxemburger Deklaration schon Maßnahmen ergriffen, die Unternehmen zu mehr Initiative in der Gesundheitsförderung der Mitarbeiter zu bewegen. Dieser Leitgedanke hat sich auch in unserem Sozialgesetzbüchern manifestiert und hat damit über den §20a, b des SGB V Gesetzliche Krankenkassen zu BGF-Maßnahmen verpflichtet (juris-GmbH, 2012).

7.2 Zusammenfassung der Ergebnisse aus der Befragung

In der Befragung der Betriebsleiter war auffällig, dass die Firmen häufig Maßnahmen der Arbeitssicherheit umsetzen, da diese meist auch gesetzlich vorgegeben sind.

Wie erwartet gab es bei den Mitarbeitern in der Produktion höhere physische Belastungen als bei Mitarbeitern im administrativen Bereich, was andere Studien aus diesem Bereich bestätigen (vgl (Meyer & Tipitz, 2008) . Jedoch fielen die psychischen Belastungen nahezu identisch aus, da es bei den Mitarbeitern in der Administration lediglich minimal höher eingestuft wurde.

Verglichen mit anderen Erhebungen, wie die von Meyer und Tirpitz (Meyer & Tipitz, 2008), wurde ein relativ hohes durchschnittliches Alter der Mitarbeiter angegeben. Bei dieser Altersstruktur, die bewiesener Maßen einhergeht mit einer erhöhten Anfälligkeit für krankheitsbedingte Ausfälle (Robert-Koch-Institut, 2006, S. 18ff.), werden die Widerstände gegen eine Umsetzung von Maßnahmen des BGM besonders in der fehlenden Motivation der Belegschaft, in den hohen erwarteten Kosten sowie der höheren Priorität des Tagesgeschäfts angegeben. Das Wissen über den Ablauf und der angezweifelte Nutzen eines BGM sind wider erwarten eher geringer ausgefallen. Jedoch besteht in der Informationsübermittlung über BGM wahrscheinlich trotz der Ergebnisse Handlungsbedarf.

Die Möglichkeit zur Hilfestellung sehen die Interviewpartner besonders in der Verantwortung von Krankenkassen und Berufsgenossenschaften. Aber erachten sie auch Informationen über steuerliche Vorteile sowie Beispiele aus der Branche oder Region für sehr hilfreich.

7.3 Ausblick für weitere Studienarbeiten

Als Fazit wird daher deutlich, dass den Unternehmen bereit sind die Mitarbeitern in gesundheitlicher Sicht zu fördern, aber über die Mittel zur Umsetzung herrscht noch weitgehend Unklarheit. Es Bedarf daher noch weitere Studien mit besseren Fragebögen und größeren Stichproben, die überregional verteilt sind, um etwaige regionale Besonderheiten auszuschließen. Außerdem ermöglicht eine quantitative höhere Erhebung genauere Aussagen über das Thema „Widerstände gegen BGM in KMU", da die Streubreite nicht so groß ist wie in kleineren Befragungen (Rasch, Friese, Hofmann, & Naumann, 2010, S. 37f.). Für diese Studien wäre es ein großer Vorteil, wenn es eine einheitliche Definition der sogenannten KMU sowie eine deutlichere Abgrenzung zwischen BGM und BGF gäbe. Auf der Basis neuer Studien könnten mehr Konzepte entwickelt werden, die noch leichter in der Praxis für KMU durchzuführen sind.

8 Literaturverzeichnis

Badura, B., Ducki, A., Klose, J., Schröder, H., & Macco, K. (2011). *Fehlzeiten-Report 2011*. Berlin Heidelberg: Springer Verlag.

Badura, B., Greiner, W., Ueberle, M., Rixgens, P., & Behr, M. (2008). *Sozialkapital - Grundlagen von Gesundheit und Unternehmenserfolg*. Berlin Heidelberg: Springer Verlag.

Badura, B., Ritter, W., & Scherf, M. (1999). *Betriebliches Gesundheitsmanagement - ein Leitfaden für die Praxis* (Bd. 17). (Hans-Böckler-Stiftung, Hrsg.) Berlin: Edition Sigma.

Bamberg, E., Ducki, A., & Metz, A.-M. (Hrsg.). (2011). *Gesundheitsförderung und Gesundheitsmanagement in der Arbeitswelt*. Göttingen: Hogrefe Verlag GmbH & Co. KG.

Bechmann, S., Lück, P., Jäckle, R., & Herdegen, R. (April 2011). *iga-Report 20 - Motive und Hemmnisse für Betriebliches Gesundheitsmanagement (BGM)*. Abgerufen am 23. März 2012 von Die Initiative Gesundheit und Arbeit: www.iga-info.de

Beck, D. (2011). *Zeitgemäße Gesundheitspolitik in Kleinst- und Kleinbetrieben - Hemmende und fördernde Bedingungen*. (Hans-Böckler-Stiftung, Hrsg.) Berlin: Edition Sigma.

Beermann, B., Henke, N., Brenscheidt, F., & Windel, A. (2010). *Wohlbefinden im Büro - Arbeits- und Gesundheitsschutz bei der Büroarbeit*. (Bundesanstalt-für-Arbeitsschutz-und-Arbeitsmedizin, Hrsg.) Abgerufen am 14. Mai 2012 von Initiative neue Qualität der Arbeit: http://www.inqa.de/SharedDocs/PDFs/DE/Publikationen/wohlbefinden-im-buero-pdf.pdf?__blob=publicationFile

Bittner, F. (2009). *Betriebliches Gesundheitsmanagement - Ein Arbeitsfeld für Physiotherapeuten?* Abgerufen am 17. Mai 2012 von Zeitschrift für Physiotherapeuten: http://www.physiotherapeuten.de/archiv/pt07_09_bittner.pdf

Bödecker, W., & Kreis, J. (2003). *iga.Report 3: Gesundheitlicher und ökonomischer Nutzen betrieblicher Gesundheitsförderung und Prävention - Zusammenstellung wissenschaftlicher Evidenz*. (BKK-Bundesverband, Hrsg.) Abgerufen am 13. Mai 2012 von Initiative Gesundheit und Arbeit:

http://www.dnbgf.de/fileadmin/texte/Downloads/uploads/dokumente/IGA-Report.pdf

Bonitz, D., Eberle, G., & Lück, P. (11. Dezember 2007). *Wirtschaftlicher Nutzen von Betrieblicher Gesundheitsförderung aus der Sicht von Unternehmen - Ergebnisse einer Management Befragung.* (AOK-Bundesverband, Hrsg.) Abgerufen am 5. April 2012 von www.aok-bv.de

Bühner, M. (2011). *Einführung in die Test- und Fragebogenkonstruktion* (3. aktualisierte Ausg.). München: Pearson Education Deutschland GmbH.

Europäisches-Netzwerk-für-betriebliche-Gesundheitsförderung (Hrsg.). (2007). *Luxemburger Deklaration zur betrieblichen Gesundheitsförderung in der Europäischen Union.* Abgerufen am 16. Mai 2012 von Deutsches Netzwerk für Betriebliche Gesundheitsförderung: http://www.dnbgf.de/fileadmin/texte/Downloads/uploads/dokumente/2011/Luxemburger_Deklaration_09_11.pdf

Günterberg, B. (März 2012). *Unternehmensgrößenstatistik - Unternehmen, Umsatz und sozialversicherungspflichtig Beschäftigte 2004 bis 2009 in Deutschland, Ergebnisse des Unternehmensregisters (URS 95).* (I. f. Bonn, Hrsg.) Abgerufen am 9. April 2012 von Institut für Mittelstandforschung Bonn: http://www.ifm-bonn.org/assets/documents/Daten-und-Fakten-2.pdf

Hirtenlehner, H., & Sebinger, S. (2004). *Betriebliche Gesundheitsförderung für KMU - Ergebnisse einer Bedarfsanalyse für Oberösterreich.* Abgerufen am 15. Juni 2012 von Österreichische Netzwerk Betriebliche Gesundheitsförderung: http://www.netzwerk-bgf.at/mediaDB/MMDB123879_Bericht_KMU4.pdf

Hutzler, D., & Handschuch, M. (2004). *Dokumentation 2002 - Leistungen der Primärprävention und der Betrieblichen Gesundheitsförderung gemäß § 20 Abs. 1 und 2 SGB V.* Abgerufen am 24. Mai 2012 von Medizinischer Dienst des Spitzenverbandes Bund der Krankenkassen e.V. (MDS): http://www.mds-ev.de/media/pdf/Praeventionsbericht_2002(1).pdf

IfM-Bonn. (2011). *Ergebnisse aus der Beschäftigtenstatistik der BA.* Abgerufen am 16. Juni 2012 von Institut für Mittelstandsforschung Bonn: http://www.ifm-bonn.org/index.php?id=108

juris-GmbH (Hrsg.). (2012). *Sozialgesetzbuch (SGB) Fünftes Buch (V) - Gesetzliche Krankenversicherung - (Artikel 1 des Gesetzes v. 20. Dezember 1988,*

BGBl. I S. 2477), das zuletzt durch Artikel 3 des Gesetzes vom 28. Juli 2011
(BGBl. I S. 1622). Abgerufen am 26. April 2012 von Gesetze im Internet:
http://www.gesetze-im-internet.de/bundesrecht/sgb_5/gesamt.pdf

Kordt, M. (2012). Gesundheitsreport 2012. Analyse der
Arbeitsunfähigkeitsdaten. Schwerpunkt: Job, Gene, Lebensstil - Risiko fürs Herz?
Abgerufen am 17. Mai 2012 von DAK Forschung:
http://www.dak.de/content/filesopen/Gesundheitsreport_2012.pdf

Kramer, I., & Bödeker, W. (Oktober 2008). iga-Report 16 - Return on Investment
im Kontext der betrieblichen Gesundheitsförderung und Prävention. Abgerufen
am 7. April 2012 von Die Initiative Gesundheit und Arbeit: www.iga-info.de

Kroll, L. E., Müters, S., & Dragano, N. (Mai 2011). Arbeitsbelastung und
Gesundheit. (Robert-Koch-Institut, Hrsg.) Abgerufen am 5. April 2012 von GBE
kompakt 2 (5): www.rki.de/gbe-kompakt

Lang, M. (kein Datum). Zufallszahl. Abgerufen am 15. Juli 2012 von
Zufallsgenerator.net: http://www.zufallsgenerator.net/

Mahltig, G. (2008). Interesse an und Inanspruchnahme von BGF/BGM bei KMU
- eine Studie der TK und des DIKMU: Gesellschaftlicher Wandel und neue
Herausforderungen. (Gesundheit-Berlin, Herausgeber) Abgerufen am 17. Mai
2012 von Gesundheit Berlin:
http://www.gesundheitberlin.de/download/Mahltig,_Gerhardt.pdf

May-Schmidt, J. (2011). Arbeitsschutz in kleinen Betrieben - Wirksam,
kostengünstig, rechtssicher. (Bundesanstalt-für-Arbeitsschutz-und-
Arbeitsmedizin, Hrsg.) Abgerufen am 16. Mai 2012 von Initiative neue Qualität
der Arbeit:
http://www.inqa.de/SharedDocs/PDFs/DE/Publikationen/arbeitsschutz-in-
kleinen-betrieben.pdf?__blob=publicationFile

Meggeneder, O., Pelster, K., & Sochert, R. (2005). Betriebliche
Gesundheitsförderung in kleinen und mittleren Unternehmen. Bern: Verlag Hans
Huber.

Menge, M. (Oktober 2005). Erfolgreiche und gesunde Unternehmen in Europa.
(B. B. Bertelsmann Stiftung, Hrsg.) Abgerufen am 5. April 2012 von
http://www.ipg-uni-essen.de/fileadmin/Downloads/EfH_PR_dt_101005_NEU.pdf

Meyer, J. A. (2008). *Gesundheit in KMU - Widerstände gegen Betriebliches Gesundheitsmanagement in kleinen und mittleren Unternehmen: Gründe, Bedingungen und Wege zur Überwindung.* (Techniker-Krankenkasse, Hrsg.) Abgerufen am 5. März 2012 von Deutsches Netzwerk für betriebliche Gesundheitsförderung: http://www.dnbgf.de/fileadmin/texte/Downloads/uploads/dokumente/2008/TK_K MU_Studie.pdf

Meyer, J. A., & Tipitz, A. (2008). *Betriebliches Gesundheitsmanagement in KMU - Widerstände und deren Überwindung.* Lohmar - Köln: Josef Eul Verlag.

Nowossadeck, E. (Februar 2012). *Demografische Alterung und Folgen für das Gesundheitswesen.* (Robert-Koch-Institut, Hrsg.) Abgerufen am 7. April 2012 von GBE kompakt 3 (2): www.rki.de/gbe-kompakt

Rasch, B., Friese, M., Hofmann, W., & Naumann, E. (2010). *Quantitative Methoden 1 - Einführung in die Statistik für Psychologen und Sozialwissenschaftler* (3. Auflage Ausg.). Berlin Heidelberg: Springer-Verlag GmbH.

Robert-Koch-Institut (Hrsg.). (Juli 2006). *Gesundheit in Deutschland. Gesundheitsberichterstattung des Bundes.* Abgerufen am 6. April 2012 von www.rki.de

Schempp, N., Zelen, K., & Strippel, H. (2012). *Präventionsbericht 2011 - Leistungen der gesetzlichen Krankenversicherung: Primärprävention und betriebliche Gesundheitsförderung - Berichtsjahr 2010.* Abgerufen am 24. Mai 2012 von Medizinischer Dienst des Spitzenverbandes Bund der Krankenkassen e.V. (MDS): http://www.mds-ev.de/media/pdf/Praeventionsbericht_2011.pdf

Schmidt, K. (2012). Standards für die Gesundheit. *Personalmagazin - Management, Recht und Organisation* (5), S. 44-45.

Sockoll, I., Kramer, I., & Bödeker, W. (April 2008). *iga-Report 13 - Wirksamkeit und Nutzen betrieblicher Gesundheitsförderung und Prävention.* Abgerufen am 7. April 2012 von Die Initiative Gesundheit und Arbeit: www.iga-info.de

Stumpf, S. (2012). *Gesundheitsmanagement durch Netzwerke.* Hamburg: Diplomica Verlag GmbH.

Uhle, T., & Treier, M. (2011). *Betriebliches Gesundheitsmanagement: Gesundheitsförderung in der Arbeitswelt - Mitarbeiter einbinden, Prozesse gestalten, Erfolge messen.* Berlin Heidelberg: Springer Verlag.

Walle, O. (April/ Mai 2012). Status Quo - BGM in Deutschland. *Fitness Management International* (100), S. 68-72.

WHO (Hrsg.). (1986). *Ottawa Charta zur Gesundheitsförderung.* Abgerufen am 23. März 2012 von Weltgesundheitsorganisation Regionalbüro für Europa: http://www.euro.who.int/__data/assets/pdf_file/0006/129534/Ottawa_Charter_G. pdf

Zok, K. (2010). *Gesundheitliche Beschwerden und Belastungen am Arbeitsplatz - Ergebnisse aus Beschäftigtenbefragungen.* (WIdO, Hrsg.) Abgerufen am 7. Mai 2012 von Wissenschaftliches Institut der AOK: http://www.wido.de/fileadmin/wido/downloads/pdf_publikationen/wido_pub_ges undheitlBeschw2010_0212.pdf

9 Abbildungs-, Tabellen-, Abkürzungsverzeichnis

9.1 Abbildungsverzeichnis

9.2 Tabellenverzeichnis

9.3 Abkürzungsverzeichnis

AGS   Arbeits- und Gesundheitsschutz

ArbSchG   Arbeitsschutzgesetz

ASiG   Arbeitssicherheitsgesetz

AU   Arbeitsunfähigkeit

BEM   Betriebliches Eingliederungsmanagement

BG   Berufsgenossenschaft

BGF   Betriebliche Gesundheitsförderung

BGM   Betriebliches Gesundheitsmanagement

bzw.   beziehungsweise

bspw.   beispielsweise

ca.	etwa, ungefähr, zirka
d.h.	das heißt
etc.	und so weiter
EU	Europäische Union
IfM	Institut für Mittelstandsforschung
IGA	Institut für Gesundheit und Arbeit
KKU	Kleinst- und Kleinunternehmen
KMU	Kleine und mittelständische Unternehmen
n	Häufigkeit
o.ä.	oder ähnliches
ROI	Return of Investment
S.	Seite
s.	siehe
SGB	Sozialgesetzbuch
WHO	World Health Organisation (Weltgesundheitsorganisation)
z.B.	zum Beispiel

Anhang

Anhang 1: Der angewendete Fragebogen als Muster

Anhang 1: Der angewendete Fragebogen als Muster

Fragebogen

<u>Widerstände gegen BGM in KMU</u>

<u>Quelle:</u> Meyer, J. A., & Tipitz, A. (2008). *Betriebliches Gesundheitsmanagement in KMU - Widerstände und deren Überwindung*. Lohmar - Köln: Josef Eul Verlag.

Bechmann, S., Lück, P., Jäckle, R., & Herdegen, R. (April 2011). *iga-Report 20 - Motive und Hemmnisse für Betriebliches Gesundheitsmanagement (BGM)*. Abgerufen am 23. März 2012 von Die Initiative Gesundheit und Arbeit: www.iga-info.de

Einleitung
Guten Tag, mein Name ist Patrick Eichholz, Student der Deutschen Hochschule für Prävention und Gesundheitsmanagement. Ich brauche einmal Ihre Hilfe für meine Studie.
[...]
Ich schreibe als Student an der DHfPG momentan meine Abschlussarbeit über BGM in KMU. Im Rahmen der Arbeit befrage ich Unternehmen zu ihren Erfahrungen mit BGM und den damit verbundenen Hürden in der Umsetzung oder Planung.
[...]
Haben Sie jetzt oder später Zeit für eine ca. 10-minütige Befragung?

Ja   *(Das ist schön. Dann können wir jetzt schon starten.)*

(Dann rufe ich Sie zu dem vereinbarten Termin noch einmal an.)

Was halten Sie davon, wenn ich Ihnen den Fragebogen zukommen lasse, um Ihnen die Befragung zu erleichtern? Dazu bräuchte ich Ihre E-Mail Adresse./

Nein   *Haben Sie trotzdem vielen Dank.*
Ich wünsche Ihnen noch einen schönen Tag. Auf Wiederhören.

Ihr Unternehmen wurde über eine Zufallsauswahl gezogen. Ihre Angaben werden selbstverständlich vertraulich behandel und bleiben anonym.

Fragen zum Unternehmen

(a) Wie viele Mitarbeiter arbeiten in Ihrem Unternehmen? _____ Mitarbeiter

davon _____ Angestellte
_____ Arbeiter
_____ freie Mitarbeiter

(b) Wie hoch ist das Durchschnittsalter der Mitarbeiter?

ca. _____ Jahre

(c) Wie hoch würden Sie die körperliche Belastung der Mitarbeiter in Ihrem Unternehmen einschätzen (1: sehr gering bis 5: sehr hoch)?

1 2 3 4 5

Mitarbeiter Büro/Verwaltung/Administration o. ä.
Mitarbeiter Produktion/Fertigung o. ä.

(d) Wie hoch würden Sie die psychische Belastung der Mitarbeiter in Ihrem Unternehmen einschätzen (1: sehr gering bis 5: sehr hoch)?

1 2 3 4 5

Mitarbeiter Büro/Verwaltung/Administration o. ä.
Mitarbeiter Produktion/Fertigung o. ä.

(e) Gibt es in Ihrem Unternehmen eine Arbeitnehmervertretung?

ja nein

(f) Wie viele Hierarchieebenen gibt es in Ihrem Unternehmen?

_____ Ebenen

(g) Nicht fragen, sondern selbst ergänzen:
Branche: _____

Fragen zum Unternehmer/ Betriebsleiter

Wie würden Sie Ihre persönliche Lebensweise beschreiben
(gegebenenfalls nachfragen: Sportlich aktiv? Gesundheitsbewusst? Raucher? etc.)

_____

_____

(b) Über welchen Bildungsabschluss verfügen Sie?

_____

(c) Wie alt sind Sie? _____ Jahre

Maßnahmen „Betriebliches Gesundheitsmanagement"

_Im Folgenden nenne ich Ihnen einige Maßnahmen zur betrieblichen Gesundheits-
förderung. Ich möchte von Ihnen gerne wissen, ob diese Maßnahmen in Ihrem Unternehmen bereits umgesetzt oder nicht umgesetzt werden, beziehungsweise ob diese
Maßnahmen in Planung sind. Ergänzend würde ich gerne wissen, warum Sie diese
Maßnahmen durchführen oder nicht durchführen. Aufgrund der Fülle aller denkba-
ren Maßnahmen, beinhalten die folgenden Alternativen lediglich „Maßnahmenpakete"._

(1 = bereits umgesetzt; 2 = nicht umgesetzt; 3 = in Planung)
Gründe (warum ja/ warum nicht?)   1 2 3

(a) Ergonomische Arbeits- und Arbeitsplatzgestaltung

_____

(b) Kursangebote zum Gesundheitsverhalten

_____

(c) Infoveranstaltungen zum Gesundheitsverhalten

_____

(d) Maßnahmen zur Verbesserung der Arbeitssicherheit

_____

(e) Maßnahmen zur Personalentwicklung

_____

(f) Maßnahmen zur Organisationsentwicklung

_____

(g) Maßnahmen zur Arbeitsgestaltung

_____

(h) _____

_____

Hürden bei Einführung eines BGM

Welches waren für Sie Hürden für erfolgreiches Betriebliches Gesundheitsmanagement? [Mehrfachnennungen möglich]
Basis: alle Betriebe mit BGM oder BGM geplant

unbekannter Bedarf
fehlendes Wissen zu Anbietern
fehlende Motivation der Belegschaft
kein Wissen über externe Unterstützung
Umsetzung zu kostspielig
kein persönliches Engagement
fehlendes Wissen über Umsetzung
fehlende Ressourcen für BGM
Vorrang des Tagesgeschäftes
Andere Hürden

Erwünschte Hilfestellungen für erfolgreiches BGM

Welche Hilfen wünschen Sie sich bzw. hätten Sie sich gewünscht, um mögliche Hürden für ein erfolgreiches BGM zu überwinden? [Mehrfachnennungen möglich]
Basis: alle Betriebe mit BGM oder BGM geplant

gute Beispiele aus der Region/ Branche
persönliche Unterstützung durch andere Institutionen
Zusammenarbeit in einem Netzwerk
mehr praktische Infos im Internet
zentrale Anlaufstelle oder Hotline
persönliche Unterstützung durch Kassen
persönliche Unterstützung durch Berufsgenossenschaft
mehr Information über Nutzen
mehr Infos über steuerliche Vorteile
nichts davon

Hinderungsgründe gegen eine Intensivierung des BGM

Was hat Sie bis jetzt davon abgehalten, BGM in Ihrem Betrieb einzuführen? [Mehrfachnennungen möglich]
Basis: alle Betriebe ohne BGM oder kein BGM geplant, die aber schon einmal von BGM gehört haben

schlechteVorerfahrungen
zu wenig Informationen über BGM
fehlendes Wissen über Anbieter
Zweifel am Nutzen
Widerstände seitens der Führungskräfte
zu hohe Kosten
kein persönliches Engagement
war noch kein Thema
fehlende Motivation der Belegschaft
andere Themen sind wichtiger
fehlende Ressourcen
Tagesgeschäft hat Vorrang

Abschluss, Verabschiedung

Ich danke Ihnen Herr/ Frau XY für Ihre tolle Mitarbeit. Die Daten werden wie besprochen vertraulich behandelt. Ich wünsche Ihnen noch einen schönen Tag!
Auf Wiederhören

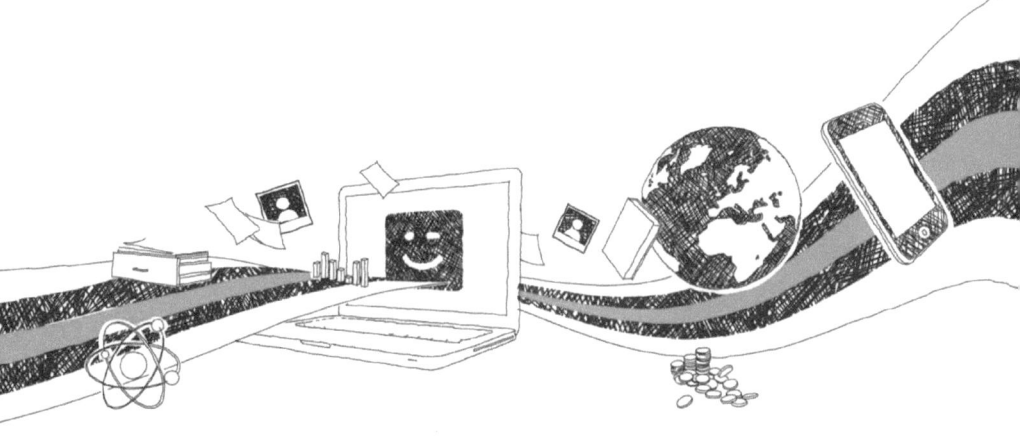
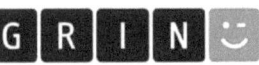